I.W. Husstedt

Primäre und sekundäre Neuromanifestationen der HIV-Infektion

Springer

*Berlin
Heidelberg
New York
Barcelona
Hongkong
London
Mailand
Paris
Singapur
Tokio*

I.W. Husstedt

Primäre und sekundäre Neuromanifestationen der HIV-Infektion

Unter Mitarbeit von
S. Evers, F. Stögbauer, G. Schuierer und D. Reichelt

Mit 45 Abbildungen
und 11 Tabellen

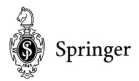

Professor Dr. I.W. Husstedt
Westfälische-Wilhelms-Universität Münster
Klinik und Poliklinik für Neurologie
Albert-Schweitzer-Straße 33
48129 Münster

Sonderpublikation auf der Grundlage des Loseblattwerkes »AIDS und die Vorstadien. Ein Leitfaden für die Praxis und Klinik«, herausgegeben von J. L'age-Stehr und E.B. Helm, Springer-Verlag Berlin Heidelberg New York

ISBN 3-540-41678-1 Springer-Verlag Berlin Heidelberg New York

Die Deutsche Bibliothek – CIP-Einheitsaufnahme
Husstedt, Ingo W.: Primäre und sekundäre Neuromanifestationen der HIV-Infektion /
I.W. Husstedt. – Berlin; Heidelberg; New York; Barcelona; Hongkong; London; Mailand;
Paris; Singapur; Tokio: Springer, 2001
ISBN 3-540-41678-1

Dieses Werk ist urheberrechtlich geschützt. Die dadurch begründeten Rechte, insbesondere die der Übersetzung, des Nachdrucks, des Vortrags, der Entnahme von Abbildungen und Tabellen, der Funksendung, der Mikroverfilmung oder der Vervielfältigung auf anderen Wegen und der Speicherung in Datenverarbeitungsanlagen, bleiben, auch bei nur auszugsweiser Verwertung, vorbehalten. Eine Vervielfältigung dieses Werkes oder von Teilen dieses Werkes ist auch im Einzelfall nur in den Grenzen der gesetzlichen Bestimmungen des Urheberrechtsgesetzes der Bundesrepublik Deutschland vom 9. September 1965 in der jeweils gültigen Fassung zulässig. Sie ist grundsätzlich vergütungspflichtig. Zuwiderhandlungen unterliegen den Strafbestimmungen des Urheberrechtsgesetzes.

Springer-Verlag Berlin Heidelberg New York
Ein Unternehmen der BertelsmannSpringer Science+Business Media GmbH

http://www.springer.de

© Springer-Verlag Berlin Heidelberg 2001
Printed in Germany

Die Wiedergabe von Gebrauchsnamen, Handelsnamen, Warenbezeichnungen usw. in diesem Werk berechtigt auch ohne besondere Kennzeichnung nicht zu der Annahme, dass solche Namen im Sinne der Warenzeichen- und Markenschutz-Gesetzgebung als frei zu betrachten wären und daher von jedermann benutzt werden dürften.

Produkthaftung: Für Angaben über Dosierungsanweisungen und Applikationsformen kann vom Verlag keine Gewähr übernommen werden. Derartige Angaben müssen vom jeweiligen Anwender im Einzelfall anhand anderer Literaturstellen auf ihre Richtigkeit überprüft werden.

Hersteller: PRO EDIT GmbH, Heidelberg
Umschlaggestaltung: de'blik, Berlin
Satzherstellung: at, dormagen

Gedruckt auf säurefreiem Papier   SPIN: 10796768   18/3130/Di   5 4 3 2 1 0

Vorwort

Neuromanifestationen der HIV-Infektion allseitig berücksichtigen

Die Infektionen durch das HI-Virus stellen die Grundlagenforschung und die klinische Medizin vor eine Herausforderung neuer Dimensionen. Kaum eine Infektionserkrankung ist durch eine so große Dynamik therapeutischer und diagnostischer Strategien gekennzeichnet. Die Vielfalt dieser klinischen Manifestation impliziert, dass an der Behandlung der HIV-Infektion letztlich alle medizinischen Fachrichtungen beteiligt sind, gerade im Verlauf der HIV-Infektion auch solche, deren Aufgabe nicht die primäre Versorgung von HIV-Infizierten ist. Nur durch interdisziplinäres Denken und Handeln unter Verzicht auf persönliche Eitelkeiten können die fachspezifischen Befunde zu einem therapeutischen Gesamtkonzept koordiniert werden. Oft treten neue therapeutische Situationen auf, für die kein etabliertes Handlungskonzept besteht und die nur vor dem Hintergrund des fachspezifischen Wissens aller behandelnden Disziplinen zu einer patientenorientierten und situationsgerechten Diagnostik und Therapie führen.

Das HI-Virus invadiert frühzeitig das zentrale und periphere Nervensystem und kann dort bereits zum Zeitpunkt der Serokonversion nachgewiesen werden. Das Nervensystem bildet daher neben dem Immunsystem eines der Hauptangriffspunkte des HI-Virus überhaupt. Die Häufigkeit primärer Neuromanifestationen beträgt z.B. weniger als 1 Prozent für die akute HIV-Meningoenzephalitis und bis zu 88 Prozent für die distal-symmetrische, HIV-assoziierte Polyneuropathie. Nach neuropathologischen Untersuchungen werden Neuromanifestationen der HIV-Infektion bei bis zu 90 Prozent aller Patienten gefunden, wobei zum Teil eine erhebliche Differenz zwischen der Häufigkeit klinischer Diagnosen und dem neuropathologischen Nachweis besteht. Da jedoch eine direkte Korrelation zwischen der Progredienz der HIV-Infektion und der Zunahme von Neuromanifestationen besteht, muss die Forschungsintensivität wesentlich erhöht werden, um den Rückstand gegenüber anderen Fachdisziplinen zu vermindern.

Während der letzten Jahre hat eine »dramatische Explosion« hinsichtlich der Therapierbarkeit der HIV-Infektion selbst stattgefunden, die den Verlauf der HIV-Erkrankung wesentlich verbessert hat. Die Behandlungsfortschritte der Neuromanifestationen sind dagegen bescheidener und relativ eng an den allgemeinen Fortschritt gekoppelt. Die diagnostische Verfügbarkeit der Kompartimente Zentralnervensystem und Liquor ist im Vergleich zu anderen Organen und zum Blut viel geringer und die unangenehmen diagnostischen Verfahren zur Abklärung von Neuromanifestationen bilden Barrieren, die nur durch Einsatz und Compliance in der Arzt-Patient-Beziehung zu überwinden sind.

In der Zwischenzeit kristallisieren sich autochthone, eigenständige neurologische Indikationen für eine antiretrovirale Therapie heraus wie z.b. die HIV-assoziierte Enzephalopathie, bei der die Medikamentenkombination zumindest eine gut liquorgängige Substanz beinhalten muss.

In weiten Bereichen entwickelt sich die Neurologie in den letzten Jahren von einem diagnostischen zu einem therapeutischen Fach, ein Beispiel stellen die immunmodulatorischen Therapien bei Multipler Sklerose dar. Zwar gehört die Behandlung der HIV-Infektion primär in die Hand des Internisten, da jedoch im Zuge der Progredienz der HIV-Infektion alle Organsysteme in unterschiedlichstem Ausmaß betroffen sind, müssen alle medizinischen Disziplinen ihr Fachwissen einbringen.

Das Fach Neurologie hat sich in Deutschland in der Vergangenheit in der Summe nur sehr zögerlich und zurückhaltend in die Diagnostik und Therapie der Neuromanifestation der HIV-Infektion eingebracht, obwohl ein ungeheurer neurologischer Behandlungsbedarf besteht. Erst durch die fachspezifische Kompetenz ist eine adäquate Diagnostik und Therapie möglich, die die Lebensqualität der betroffenen Patienten entscheidend verbessert. Die stationäre Aufnahme eines HIV-Infizierten in eine neurologische Abteilung zur Klärung von Neuromanifestationen ist auch heute noch nicht überall unproblematisch möglich und stößt z.T. auf große Vorbehalte.

Der Beitrag »Primäre und sekundäre Neuromanifestationen der HIV-Infektion« soll das Bewusstsein – auch das der Neurologen – für die neurologischen Belange HIV-Infizierter stärken, Forschungsaktivitäten anregen und so zu einer Verbesserung der Diagnostik und Therapie von Neuromanifestationen HIV-Infizierter führen.

Münster, im März 2001

Prof. Dr. med. I.W. Husstedt

Inhaltsverzeichnis

Einführung 1

I Primäre Neuromanifestationen 5

Akute Formen primärer Neuromanifestationen 5
Chronische Formen primärer Neuromanifestationen 8

II Sekundäre Neuromanifestationen 47

Einleitung 47
HIV-assoziierte opportunistische Infektionen 48
HIV-assoziierte Malignome 77
Schlaganfälle und transiente ischämische Attacken 84
Spezielle neurologische Probleme bei HIV-Infektion und AIDS ... 86

Literatur 99

Zusammenfassung 105

Sachverzeichnis 109

Mitarbeiterverzeichnis

Dr. S. Evers
Westfälische-Wilhelms-Universität Münster
Klinik und Poliklinik für Neurologie
Albert-Schweitzer-Straße 33
48129 Münster

Dr. D. Reichelt
Westfälische-Wilhelms-Universität Münster
Medizinische Klinik und Poliklinik
Albert-Schweitzer-Straße 33
48129 Münster

Priv.-Doz. Dr. G. Schuierer
Institut für Neuroradiologie
Bezirksklinikum Regensburg
Universitätsstraße 84
93053 Regensburg

Priv.-Doz. Dr. F. Stögbauer
Westfälische-Wilhelms-Universität Münster
Klinik und Poliklinik für Neurologie
Albert-Schweitzer-Straße 33
48129 Münster

Einführung

Unter Mitarbeit von S. Evers, F. Stögbauer, G. Schuierer und D. Reichelt

Bei Patienten mit HIV-Infektion werden grundsätzlich primäre und sekundäre Neuromanifestationen unterschieden (Husstedt I.W. 1998, Malessa R. 1999). Als primäre Neuromanifestation (z.B. HIV-assoziierte Enzephalopathie und Myelopathie, verschiedene HIV-assoziierte Formen von Polyneuropathien) werden alle Erkrankungen des Nervensystems bezeichnet, die das Resultat der direkten HIV-Infektion des Nervensystems selbst darstellen. Zu den sekundären Neuromanifestationen zählen alle Erkrankungen des Nervensystems, die sich infolge des HIV-induzierten, progredienten Immunmangelsyndroms entwickeln (z.B. opportunistische Infektionen wie Toxoplasmose, Lymphome, Schlaganfälle).

Gelegentlich sind nach dieser Definition Überschneidungen zwischen primären und sekundären Neuromanifestationen möglich. Nach neuropathologischen Untersuchungen werden Neuromanifestationen bei bis zu 90 Prozent aller Patienten mit einer HIV-Infektion gefunden und es besteht eine direkte

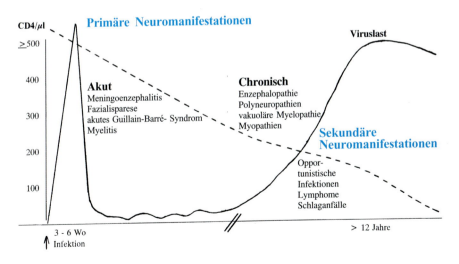

Abb. 1: Natürlicher Verlauf der HIV-Infektion und zeitliche Korrelation zur Manifestation primärer und sekundärer Neuromanifestationen.

Einführung

Korrelation zwischen der Progredienz der HIV-Infektion und der Zunahme von Veränderungen des Nervensystems (Petito C.K. 1986, Lantos P.L. 1989).

Aus Abbildung 1 geht die zeitliche Korrelation zwischen dem natürlichen Verlauf der HIV-Infektion und dem Auftreten primärer und sekundärer Neuromanifestationen hervor. Oft bestehen primäre und sekundäre Neuromanifestationen parallel nebeneinander, so dass ein Patient z.B. eine HIV-assoziierte Enzephalopathie, eine HIV-assoziierte distal-symmetrische Polyneuropathie und eine opportunistische zerebrale Infektion – z.B. Toxoplasmose – gleichzeitig aufweist. Tabelle 1 stellt wesentliche primäre und sekundäre Neuromanifestationen im Überblick dar.

In der Literatur zeigt sich bezüglich der Häufigkeit primärer und sekundärer Neuromanifestationen eine Diskrepanz zwischen neuropathologischen Untersuchungsergebnissen und klinisch-neurologischen Diagnosen (Husstedt I.W. 1998 und Malessa R. 1999).

Tabelle 2 gibt neuropathologische Obduktionsergebnisse von 200 Verstorbenen mit AIDS wieder (Martinez A.J. 1995).

Tabelle 1: Häufigkeit wichtiger primärer und sekundärer Neuromanifestationen im Verlauf der HIV-Infektion (Angabe in Prozent)

Primäre Neuromanifestationen	Häufigkeit (%)	Sekundäre Neuromanifestationen	Häufigkeit (%)
Akute HIV-Meningoenzephalitis	< 1	Progressive multifokale Leukenzephalopathie	2 - 4
HIV-assoziierte Enzephalopathie	5 - 30	Zerebrale Toxoplasmose	10 - 20
Distal-symmetrische HIV-assoziierte Polyneuropathie	35 - 88	Primäre ZNS-Lymphome	2 - 3
Myopathien	2 - 4	Zerebrale Metastasierung systemischer Lymphome	1 - 2
Vakuoläre Myelopathie	5 - 15	Schlaganfälle	1 - 2
Kopfschmerzen	10 - 20	Kopfschmerzen	11 - 64

Tabelle 2:
Neuropathologische Untersuchungsergebnisse hinsichtlich primärer und sekundärer Neuromanifestationen bei AIDS (n = 200).

Neuromanifestation	Angabe in Prozent (%)
HIV-assoziierte Enzephalopathie	33,5
Zytomegalie-Virus-Enzephalitis	13,3
Primäre ZNS-Lymphome	13,0
Zerebrale Toxoplasmose	34,0
Progressive multifokale Leukenzephalopathie	8,0
Diffuse Proliferation der Mikroglia	52,0
Kombinationen der obigen Diagnosen	22,0

I Primäre Neuromanifestationen

Akute Formen primärer HIV-Neuromanifestationen: Akute Meningitis und Meningoenzephalitis, akute inflammatorische, demyelinisierende Polyneuropathie (Guillain-Barré-Syndrom). Chronische Formen primärer HIV-Neuromanifestationen: Enzephalopathie, Myelopathie, Polyneuropathien und Myopathien.

Akute Formen primärer Neuromanifestationen

Bei einigen Patienten tritt kurz nach der Infektion mit HIV eine akute fieberhafte Erkrankung auf, die durch ein morbiliformes Exanthem, Lymphknotenschwellungen und eine hohe Viruslast gekennzeichnet ist. Bei einem Teil dieser Patienten entwickeln sich in dieser Phase reversible primäre Neuromanifestationen, die innerhalb weniger Wochen klinisch abklingen.

Akute HIV-assoziierte Meningitis und Meningoenzephalitis

Häufigkeit

Die akuten Formen HIV-assoziierter neurologischer Erkrankungen treten bei bis zu acht Prozent der Patienten mit akuter HIV-Infektion zum Zeitpunkt der Serokonversion (Clark S.J. 1991) oder etwas später auf; sie werden insgesamt jedoch eher selten beobachtet (Malessa R. 1999). Häufiger ist die Meningitis, nur bei einem Teil der Patienten entwickelt sich eine Meningoenzephalitis.

Klinische Befunde

Typisch sind Kopfschmerzen, Lichtscheu, Fieber, gelegentlich Somnolenz und unter Umständen Koma. Selten tritt eine periphere Parese des N. facialis oder anderer Hirnnerven auf (V, VI, VIII). Noch seltener wird eine Plexusneuritis, eine akute Myelitis oder eine akute, inflammatorische demyelinisierende Polyneuropathie beobachtet (s. Seite 1). Die sorgfältige Anamnese bezüglich der Infektionsmöglichkeiten und Zugehörigkeit zu einer Risikogruppe ist richtungsweisend.

Diagnostische Verfahren

Die Kernspin- und Computertomographie ergeben unauffällige Befunde, das Elektroenzephalogramm kann Allgemeinveränderungen aufweisen. Im Liquor findet sich eine lymphozytäre Pleozytose mit Proteinerhöhung, der Erreger kann im Liquor nachgewiesen werden (HIV-RNA-PCR, HIV-p24-Antigen).

Therapie

Ob in diesen Fällen bereits eine antiretrovirale Kombinationstherapie (HAART, highly active antiretroviral therapie: z.B. Zidovudin, Lamivudin und Nevirapin/Indinavir) begonnen wird, ist Gegenstand kontroverser Diskussionen und weder von neurologischer noch internistischer Seite eindeutig geklärt (Husstedt I.W. 1998, Kinloch de Loes S. 1996, Jolles S. 1996 und Ho D.D. 1995).

Gegebenenfalls wird eine Fazialisparese durch regelmäßige Übungen der mimischen Gesichtsmuskulatur behandelt (mehrmals täglich), bei starken Kopfschmerzen können nichtsteroidale Antiphlogistika eingesetzt werden.

Differentialdiagnose

Eine Meningitis/Meningoenzephalitis mit Hirnnervenläsionen durch andere Erreger wie Borrelien, Treponema pallidum, Herpes simplex, Tuberkulose, Pilze muss durch Liquoranalyse und Erregerdiagnostik ausgeschlossen werden.

Verlauf und Prognose

Diese akuten Formen primärer Neuromanifestationen heilen im allgemeinen nach wenigen Wochen klinisch folgenlos aus, die Patienten fühlen sich danach gesund und leistungsfähig. Blande Alterationen des Liquors können jedoch über einen längeren Zeitraum persistieren (Erhöhung der Zellzahl, intrathekale Antikörpersynthese).

---

1. Fallbeispiel

Akute HIV-Infektion mit HIV-assoziierter Meningitis

32 Jahre alter Patient, seit sechs Jahren einer HIV-Risikogruppe angehörend. Eine Woche vor der stationären Aufnahme entwickelte sich hohes Fieber mit Kopfschmerzen, Schüttelfrost, Müdigkeit und Schluckbeschwerden. Die Untersuchung ergab mehrere vergrößerte Lymphknoten im Kieferwinkel, axillär und inguinal sowie belegte und gerötete Tonsillen. Die neurologische Untersuchung war unauffällig.

Temperatur 40° C. Die Liquoranalyse ergab 159/3 Lymphozyten, eine Erhöhung des Gesamtproteins auf 1.890 mg/l und eine Erhöhung der Immunglobuline.

Im Liquor und Serum konnte HIV-spezifisches Antigen nachgewiesen werden, jedoch kein Nachweis von Antikörpern. Die CD4+-Zellzahl betrug 563/µl.

Eine Kernspintomographie und ein Elektroenzephalogramm waren unauffällig.

Unter symptomatischer Therapie war der Patient nach einigen Tagen fieberfrei und wurde entlassen. Eine antiretrovirale Therapie erfolgte nach ausführlicher Diskussion – auch auf Wunsch des Patienten – nicht. Ein vereinbarter ambulanter Termin zur weiteren Therapieplanung wurde nicht wahrgenommen.

Akute HIV-assoziierte inflammatorische, demyelinisierende Polyneuropathie (Guillain-Barré-Syndrom)

Häufigkeit

Es handelt sich um eine seltene, meistens zum Zeitpunkt der Serokonversion, oder aber auch später, bei gutem Immunstatus auftretende Polyneuropathie. Die Inzidenz liegt vermutlich bei einem Prozent (Husstedt I.W. 1998, Malessa R. 1999, Cornblath D.R. 1987, Salim Y.S. 1989 und Schielke E. für die Deutsche Neuro-AIDS-Arbeitsgemeinschaft 2000).

Klinische Befunde

Das klinische Bild dieser Erkrankung unterscheidet sich nicht von den Symptomen, die bei Patienten ohne HIV-Infektion beobachtet werden. Innerhalb von Tagen gegebenenfalls Wochen entstehen aufsteigende, schlaffe Paresen der unteren Extremitäten bis hin zur Tetraparese. Eine Abschwächung oder ein Verlust der Muskeleigenreflexe distal beginnend, Parästhesien der oberen und unteren Extremitäten und gelegentlich Hirnnervenausfälle sind typische Befunde.

Diagnostische Verfahren

Die Diagnostik erfolgt durch neurophysiologische und -chemische Verfahren. Typisch ist eine Latenzverzögerung der F-Wellen in der Neurographie (N. peronaeus, N. medianus) und der Nachweis von Leitungsblöcken (Abb. 1). Spontanaktivität in Form von positiven Wellen

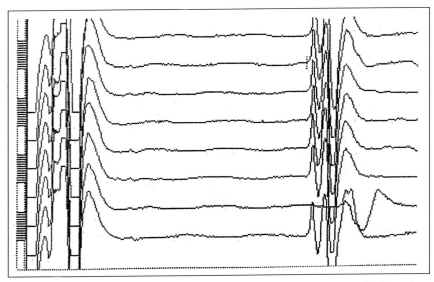

Abb. 1: Verzögerte F-Welle in der Neurographie (Latenz 71,6 msec, Norm < 56,5 msec) bei akuter, HIV-assoziierter inflammatorischer, demyelinisierender Polyneuropathie (Zeit: 10 msec/div; Verstärkung: 10 µV/div).

oder Fibrillationspotentialen treten erst mit einer Latenz von drei Wochen nach Beginn der Symptomatik auf (Husstedt I.W. 1998, Malessa R. 1999). Die Liquoranalyse ergibt eine Erhöhung des Gesamtproteins bei normaler Zellzahl, bei 20 - 30 Prozent der Patienten wird eine leichte lymphozytäre Pleozytose (bis 150/3 Zellen/µl) beobachtet.

Therapie

Die Therapie entspricht dem Vorgehen bei Patienten ohne HIV-Infektion. Immunglobuline (0,4 g/kg/KG/Tag über fünf Tage), alternativ Plasmapherese (Problem: höhere Infektionsgefahr, hoher technischer Aufwand!) stellen bewährte Therapieformen dar. Eine konsequente physikalische Therapie ist immer indiziert.

Differentialdiagnose

Polyneuroradikulitis/-myelitis durch CMV-Infektion oder andere Erreger (siehe Seite 1 und 30). Eine Querschnittssymptomatik in der klinischen Untersuchung und höhere Zellzahlen im Liquor müssen ernste Zweifel an der Diagnose wecken (siehe Seite 34).

Verlauf und Prognose

Die akute, HIV-assoziierte inflammatorische demyelinisierende Polyneuropathie ist meist mittelgradig progredient, auch Verläufe bis zur kompletten Plegie mit Verlust der Hirnnervenfunktionen sind möglich. Bei frühzeitiger Diagnosestellung und raschem Therapiebeginn besteht meistens eine gute Rückbildung.

Pathogenese

Eine direkte Läsion durch das HI-Virus ist unwahrscheinlich, eher handelt es sich um einen unspezifischen, sehr akut verlaufenden Autoimmunprozess (Harrison M.J.G. 1995).

Chronische Formen primärer Neuromanifestationen

Chronische Formen primärer Neuromanifestationen treten überwiegend sechs bis zehn Jahre nach Beginn der HIV-Infektion auf. In den ersten Jahren davor besteht aus neurologischer Sicht eine oligo- bis asymptomatische Zwischenphase, gelegentlich werden Kopfschmerzen angegeben, neuropsychologisch sind leichte kognitive Beeinträchtigungen eruierbar (Schmid P. 1994). Im Liquor läßt sich eine Progredienz der Viruslast in Korrelation zur Veränderung des Neurostatus nachweisen (Harrison M.J.G. 1994, Schmid P. 1994). Allgemein kennzeichnend für primäre, chronische Neuromanifestationen ist in den meisten Fällen der langsame, schleichende Beginn.

HIV-assoziierte Enzephalopathie
Begriffsbestimmung und Häufigkeit

Die Begriffe AIDS-Demenz-Komplex, HIV-Demenz und HIV-assoziierte Enzephalopathie werden in der Praxis weitgehend synonym verwendet. Im deutschsprachigen Mitteleuropa wird überwiegend der Ausdruck HIV-assoziierte Enzephalopathie benutzt, die 1991 kreierte amerikanische Nomenklatur wird kaum eingesetzt.

Hirnorganische Alterationen finden sich bei bis zu 30 Prozent der HIV-Patienten (Mc Arthur J.C.1993). Neuropathologische Untersuchungen weisen bei 50 - 60 Prozent zumindest gewisse Anzeichen einer Enzephalopathie nach (Martinez A.J. 1995, Harrison M.J.G. 1995), so dass auch hier eine Diskrepanz zwischen neuropathologischen Ergebnissen und der klinischen Diagnose besteht.

Überwiegend tritt die HIV-assoziierte Enzephalopathie bei CD4+-Zellzahlen < 200/µl auf, gelegentlich stellt sie auch die erste AIDS-definierende Erkrankung dar. Unter den modernen antiretroviralen Therapien ist sie rückläufig (Husstedt I.W. 1981, Malessa R. 1999, Harrison M.J.G. 1995, Nomenclature and research case definitions 1991, Mc Arthur J.C. 1993, Michaels S.H. 1998).

Nach eigenen Erfahrungen besteht bei zirka 35 Prozent der Patienten im fortgeschrittenen Stadium zumindest eine leichte Form einer HIV-assoziierten Enzephalopathie.

Klinische Befunde

Psychisch fallen schleichend progrediente Merkfähigkeits- und Konzentrationsstörungen auf, die Patienten sind verlangsamt, es treten kognitive Defizite auf, die zu Problemen bei beruflichen und alltäglichen Tätigkeiten führen können. Affektiv wirken die Betroffenen niedergedrückt, Schwunglosigkeit und Rückzug sind nicht selten. Ein schweres dementielles Zustandsbild wird nur von einem Teil der Patienten erreicht. Produktive, psychotische Symptome sind rar und führen bei Unkenntnis der HIV-Infektion sogar zur Aufnahme in geschlossene, psychiatrische Abteilungen (Röttgers H.R. 1999).

Die klinisch-neurologische Untersuchung zeigt gering ausgeprägte Okulomotorikstörungen, eine Erhöhung des Muskeltonus, ein spastisch-ataktisches Gangbild, ein erhöhtes Reflexniveau und Pyramidenbahnzeichen. Im Verlauf werden bei manchen Patienten der Greif- und Schnauzreflex positiv.

Meningismus, klinisch eindeutige Herd- oder Seitenbefunde gehören nicht in das typische Bild, sondern müssen immer als Hinweis auf eine sekundäre Neuromanifestation (opportunistische Infektion, Lymphom, Schlaganfall) gewertet werden (siehe »Wichtige Differentialdiagnosen der HIV-assoziierten Enzephalopathie«, Seite 27).

Eine Abschätzung der Progredienz ist im Individualfall kaum möglich. Neben raschem Fortschreiten der HIV-Enzephalopathie sind auch blande Verläufe über mehrere Jahre nicht ungewöhnlich. Das Endstadium der HIV-assoziierten Enzephalopathie ist durch ständige Hilfs- und Pflegebedürftigkeit in allen Bereichen des täglichen Lebens gekennzeichnet. Der Patient ist bettlägerig, inkontinent, zusätzlich besteht oft eine distal-symmetrische HIV-assoziierte Polyneuropathie und eine HIV-Myelopathie, weiter können sich sekundäre Neuromanifestationen – wie eine progressive multifokale Leukenzephalopathie – entwickeln.

Primäre Neuromanifestationen

Die Abbildungen 2 und 3 stellen Symptome und klinische Befunde der HIV-assoziierten Enzephalopathie dar (Mc Arthur J.C. 1997).

Diagnostische Verfahren

Die Diagnose einer HIV-assoziierten Enzephalopathie beruht auf den typischen Symptomen und klinischen Befunden,

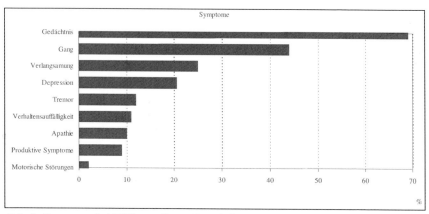

Abb. 2: Symptome bei HIV-assoziierter Enzephalopathie (Prozentangabe; n = 299).

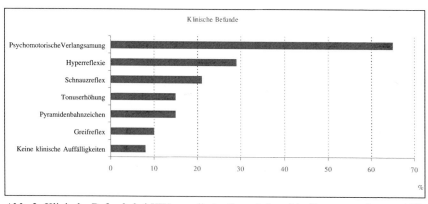

Abb. 3: Klinische Befunde bei HIV-assoziierter Enzephalopathie (Prozentangabe; n = 299).

Zur Dokumentation und Längsschnittbeurteilung eignet sich besonders die Memorial-Sloan-Kettering-Skala (Price R.W. 1988) (Tab. 1).

wobei Differentialdiagnosen ausgeschlossen werden müssen. Technische Untersuchungsergebnisse allein sind nicht beweisend (Husstedt I.W. 1998, Malessa R. 1999, Arendt G. für die Deutsche Neuro-Arbeitsgemeinschaft 2000).

Tabelle 1: Memorial-Sloan-Kettering-Skala.

Stadien	Geistiges und motorisches Leistungsspektrum
Stadium 0	Normal: Normale geistige und motorische Leistungen.
Stadium 0,5	Unklar/subklinisch: Keine Beeinträchtigung der Arbeit oder der Aktivitäten des täglichen Lebens. Normaler Gang. Eventuell gering verlangsamte Okulo- und Extremitätenmotorik.
Stadium 1	Leicht: Kann alle Tätigkeiten außer den anspruchsvollen während des Arbeitslebens und des täglichen Lebens leisten. Eindeutige Hinweise auf kognitive (eventuell unter Zuhilfenahme neuropsychologischer Verfahren) oder motorische Störungen. Gang ohne Hilfe möglich.
Stadium 2	Mittelgradig: Nicht mehr arbeitsfähig. Kann nur die einfacheren Tätigkeiten des täglichen Lebens leisten. Gangstörung, eventuell auf Stock angewiesen.
Stadium 3	Schwer: Ausgeprägte kognitive Störung (kann auch für die eigene Person relevanten neuen Informationen nicht mehr folgen, komplexe Unterhaltung nicht möglich, erhebliche psychomotorische Verlangsamung) oder ausgeprägte motorische Störung (Gang nicht mehr selbständig, sondern nur noch mit Hilfe, z. B. Deltarad, relevante Verlangsamung und Ungeschicklichkeit der Armmotorik).
Stadium 4	Endzustand: Nahezu oder komplett mutistisch. Stark beinbetont spastisch tetraparetisch bis – plegisch. Harn- und Stuhlinkontinenz. Ausdrücken und Verstehen nur noch einfachster Inhalte möglich.

An neurophysiologischen Verfahren kommen das Elektroenzephalogramm, ereigniskorrelierte Potentiale und Verfahren zur Analyse motorischer Bewegungsabläufe als diagnostische Instrumente zum Einsatz.

Elektroenzephalographisch findet sich oft, insbesondere in Spätstadien der HIV-Infektion, eine leichte Allgemeinveränderung, intermittierende Herdbefunde und ein fehlender Berger-Effekt (Blockade des α-Grundrhythmus beim Öffnen der Augen).

Ein Herdbefund stellt immer eine Indikation zur neuroradiologischen Ausschlussdiagnostik dar (Husstedt I.W. 1998, Malessa R. 1999, Arendt G. für die Deutsche Neuro-AIDS-Arbeitsgemeinschaft 1999, Arendt G. 1992, Diehl B. 1998). Die Tabellen 2 und 3 geben die Ergebnisse einer elektroenzephalographischen Langzeituntersuchung wieder (Diehl B. 1998). Optisch ereigniskorrelierte Potentiale können eine HIV-Enzephalopathie frühzeitig objektivieren und eignen sich insbesondere zur Verlaufsuntersuchung, da sie eine nichtinvasive Untersuchung darstellen, die gut von Patienten toleriert wird.

Während in den Frühstadien der HIV-Infektion wohl nur zehn Prozent der Patienten abnorme Elektroenzephalogramme aufweisen, erhöht sich dieser Anteil auf 67 Prozent im AIDS-Stadium (Hall C.D. 1997). Eine Progression der HIV-

Tabelle 2: α-Grundtätigkeit und Amplitude im Routine-Elektroenzephalogramm zum Zeitpunkt der Basisuntersuchung und Verlaufsuntersuchung nach 20 ± 13 Monaten bei HIV-Infektion (n = 117).

	Basisuntersuchung	Nachuntersuchung	
Grundrhythmus (Hz)	10,7 ± 2,3	10,0 ± 2,4	$p < 0,05$
Amplitude (µV)	60,9 ± 24,6	69,5 ± 33,7	$p < 0,05$

Tabelle 3: Elektroenzephalographische Parameter im Verlauf bei HIV-Infektion (% aus n = 117).

	Dysrhythmien	Herdbefunde	Pathologische Befunde unter Hyperventilation	Berger-Effekt positiv
Basisuntersuchung	30,7	5,1	13,6	90,1
Nachuntersuchung	41,8	1,7	18,2	88,1

Infektion zur HIV-assoziierten Enzephalopathie ist jedoch aus dem Elektroenzephalogramm nicht vorhersagbar (Hall C.D. 1997).

Abbildung 4 zeigt (Ausschnitt) ein typisches, allgemein verändertes Elektroenzephalogramm eines Patienten im Stadium CDC 3C.

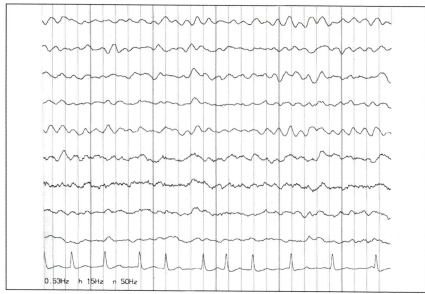

Abb. 4: Leicht allgemein verändertes EEG bei einem Patienten mit schwerer HIV-assoziierter Enzephalopathie im Stadium CDC 3C (39 Jahre alter Patient).

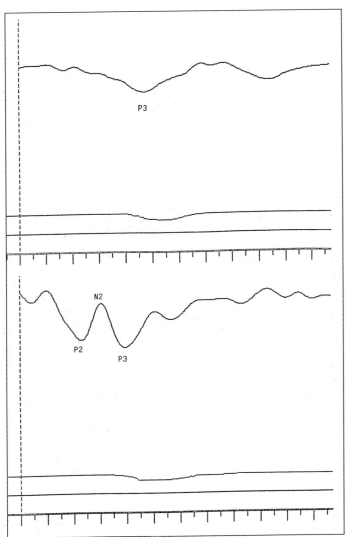

Abb. 5: Optisches pathologisches ereigniskorreliertes Potential (oben) (P300) bei HIV-assoziierter Enzephalopathie. Latenz, Amplitude und Potentialbreite sind pathologisch und objektivieren dominant die Diagnose bei entsprechender Befundkonstellation (CDC 3C). Unten: optisch ereigniskorreliertes normwertiges Potential im Frühstadium der HIV-Infektion. Klinisch-neurologisch finden sich keine Auffälligkeiten bei diesem Patienten (Zeitachse: 50 msec/div).

Optisch und akustisch evozierte Potentiale werden von Patienten mit HIV-Infektion unproblematisch akzeptiert, weil sie nicht-invasiv und schmerzfrei sind (Abb. 5) (Husstedt I.W. 1998, Arendt G. 1992 und 1993, Evers S. 1996 und 1998). Als Funktionsuntersuchung sind sie sensitiver als neuroradiologische Verfahren und zeichnen sich insbesondere durch hohe Objektivität aus (Hall C.D. 1997). Die Untersuchung mit ereigniskorrelierten Potentialen stellt das sensibelste

Verfahren der klinischen Neurophysiologie dar, um eine HIV-assoziierte Enzephalopathie zu objektivieren und im Verlauf zu monitoren, wie auch motorische Testverfahren im hohem Ausmaß frühzeitig zentrale Alterationen objektivieren (Arendt G. 1992).

Die neuropsychologische Diagnostik kann durch einfache Bedside-Tests erfolgen, um einen ersten Eindruck zu gewinnen (serielle Subtraktionen, Monate rückwärts aufsagen, Erinnern von Gegenständen).

Einfache, institutionsgebundene Untersuchungsverfahren wie das Wiederholen von Begriffen, das Rückwärtsbuchstabieren von Wörtern oder aber auch das Zeichen von geometrischen Figuren sollten allein nicht eingesetzt werden, weil ein Vergleich der Ergebnisse in anderen HIV-Spezialeinrichtungen schwierig ist (mangelnde Standardisierung). Weit verbreitet ist z.B. der Mini-Mental-Status, der in Frühstadien der HIV-Enzephalopathie oft noch normal ausfällt.

Nachfolgend sind gängige testpsychologische Verfahren aufgelistet, wie sie auch in HIV-Zentren in den Vereinigten Staaten benutzt werden (Harrison M.J.G. 1995). Es handelt sich um etablierte neuropsychologische Verfahren, die besonders gut zur Verlaufsuntersuchung geeignet sind.

Neuropsychologische Verfahren zur Basis- und Verlaufsuntersuchung bei HIV-assoziierter Enzephalopathie
- Zahlen-Kurzzeitgedächtnis (HAWIE)
  - Subtest »Zahlennachsprechen«
  - Verbales Kurzzeitgedächtnis
  - Unmittelbare Merkspanne
- Figurales Kurzzeitgedächtnis (Benton-Test)
  - Reproduktionsleistung
  - Fehlerzahl
- Aufmerksamkeit/Konzentration
  - Selektive Aufmerksamkeit (d2-Test), Tempoleistung
  - Sorgfalt (d2-Test)
  - Kurzfristige Konzentration (HAWIE-Zahlen-Symbol-Test)
- Informationsverarbeitungsgeschwindigkeit
  - Kognitive Leistungs- und Verarbeitungsgeschwindigkeit
- Affektive Symptomatik (Becksches Depressionsinventar)
  - Affektive Symptomatik im Laufe der letzten sieben Tage (Selbsteinschätzung)

Neuropsychologische Untersuchungen besitzen einen hohen Stellenwert in der Diagnostik der HIV-assoziierten Enzephalopathie sowohl zur Basisdiagnostik als auch in der Verlaufsdokumentation. Die Quantifizierung und Dokumentation der Progredienz und eines möglichen Therapieerfolges wird erleichtert. In Frühstadien der HIV-Enzephalopathie sind neuropsychologische Verfahren zur Abgrenzung eines depressiven Syndroms notwendig (Harrison M.J.G 1995,

Arendt G. für die Deutsche Neuro-AIDS-Arbeitsgemeinschaft 2000).

Aus Tabelle 4 geht ein typisches neuropsychologisches Untersuchungsergebnis hervor (2. Fallbeispiel).

> **2. Fallbeispiel**
> Schwere HIV-assoziierte Enzephalopathie
>
> **Exploration**
> Der 46 Jahre alte Patient berichtete, seit über 15 Jahren HIV-infiziert zu sein. Aktuell wäre er auf Grund progredienter Gehstörungen sowie eines Ruhetremors in der linken Hand zur stationären Behandlung aufgenommen worden. Vor zirka drei Monaten hätte er »einen Blackout« gehabt. Er wäre die Treppe hinuntergestürzt, dabei jedoch nicht bewusstlos oder verwirrt gewesen. Neuropsychologisch berichtete er über Merkfähigkeitseinbußen, Dauer und etwaige Progredienz konnten von ihm nicht näher beurteilt werden.
>
> **Biographische und soziale Anamnese**
> Der Patient war verheiratet. Er lebte jedoch seit zirka neun Jahren von seiner Ehefrau getrennt. Aus der Ehe stammten eine 25-jährige Tochter sowie ein 8-jähriger Sohn. Beide Kinder lebten bei der Mutter in Südafrika. Er selbst war gelernter Kfz-Mechaniker. Nach der Lehre hatte er in verschiedenen Unternehmen gearbeitet, Anfang der 70er Jahre eine Auslandstätigkeit. Seit zirka zwei Jahren war er berentet.
>
> **Verhaltensbeobachtung**
> Der Patient war während der Untersuchung personal und situativ im wesentlichen orientiert. Leichte Einschränkungen ergaben sich bei der zeitlichen Orientierung. Die örtliche Orientierung war auf Grund der schlechten körperlichen Verfassung nicht prüfbar. Er konnte den Hergang seiner Krankengeschichte nicht chronologisch konsistent wiedergeben. Er war in der Darstellung unstrukturiert und sprunghaft. Einzelheiten zu seiner Krankengeschichte waren auch nach mehrfachem Nachfragen nicht nachvollziehbar. Der Patient konnte den Grund des aktuellen stationären Aufenthalts nicht genau berichten. Die Sprachfunktionen erschienen im Wesentlichen intakt. Hinweise auf eine Depression bestanden nicht.
>
> **Zusammenfassende Beurteilung**
> Zum Untersuchungszeitpunkt waren die unmittelbaren Merkspannen im Wesentlichen altersentsprechend. Es bestanden jedoch erhebliche Lern- und Merkfähigkeitseinbußen, ein auffällig verminderter verbaler Antrieb sowie Hinweise auf weit unterdurchschnittliche Leistungen im visu-konstruktiven Vermögen sowie im Abstraktionsvermögen. Es fanden sich keine nennenswerten Einbußen der sprachlichen Funktionen. In der Summe ergeben sich Hinweise auf eine ausgeprägte Leistungsminderung.

Primäre Neuromanifestationen

Tabelle 4: Neuropsychologische Diagnostik (Auszug) bei schwerer HIV-assoziierter Enzephalopathie (2. Fallbeispiel).

Leistungsbereich (Testverfahren)	Weit unterdurchschnittlich (PR≤9)	Leicht unterdurchschnittlich (PR 10-24)	Durchschnittlich (PR 25-75)	Überdurchschnittlich (PR>75)
Orientierung und Altgedächtnis				
Personale Orientierung			X	
Zeitliche Orientierung		X		
Situative Orientierung			X	
Örtliche Orientierung			X	
Autobiographisches Gedächtnis (Exploration)		X		
Unmittelbare Merkspanne				
Zahlenmaterial: Subtest »Zahlennachsprechen«			X	
Verbales Material: VLMT Durchgang 1		X		
Verbale Lern- und Merkfähigkeit				
Lernleistg. (VLMT: Dg. 5 kumulative Leistg.)	X			
Abruf nach Interferenz (VMLT: Dg. 6)	X			
Erinnerungsleistg. nach zirka 1 Std. (VLMT: Dg. 7)	X			
Wiedererkennen bei verb. Präsent. (VLMT: Dg. 8)	X			
Exekutive Funktion				
Formal-lexikale Fluenz (FAS-Test)	X			
Linguistische Funktionen				
Sprachverständnis (Verhaltensbeobachtung)			X	
Sprachproduktion (Verhaltensbeobachtung)			X	
Urteils- und Abstraktionsvermögen				
Urteils- u. Denkvermögen (Verhaltensbeobachtung)			X	
Abstraktes Denken (HAWIE »Gemeinsamkeiten finden«)	X			
Räumlich-konstruktives Vermögen				
Rey-Osterrieth-Figur	X			
Praxie				
Bukkofazial			X	
Depressive Symptomatik				
Verhaltensbeobachtung (Exploration)			X	

Die Liquoranalyse dient zur differentialdiagnostischen Abklärung gegenüber sekundären Neuromanifestationen (opportunistische Infektionen: z.b. Toxoplasmose oder progressive multifokale Leukenzephalopathie) und ist unverzichtbarer Bestandteil der Abklärung einer HIV-assoziierten Enzephalopathie. Die Zellzahlbestimmung, eine konventionelle Zytologie, die Evaluation des Gesamtproteins, Quotienten für Albumin und Immunglobuline gehören zum Standard (Husstedt I.W. 1998, Malessa R.1999, Arendt G. für die Deutsche Neuro-AIDS-Arbeitsgemeinschaft 1999).

Typische Befunde stellen eine mäßige lymphozytäre Pleozytose, eine Proteinerhöhung, eine inrathekale HIV-spezifische Antikörperbildung sowie oligoklonale Banden dar. Eine Erhöhung der Zellzahl liegt bei bis zu 32 Prozent vor, wobei dieser Parameter mit Fortschreiten der HIV-Infektion rückläufig ist, so daß im AIDS-Stadium nur noch wenige Patienten eine lymphozytäre, HIV-induzierte Pleozytose aufweisen (Singer E.J. 1997). Auch oligoklonale Banden können häufig nachgewiesen werden. Der genaue Stellenwert der Viruslastbestimmung im Liquor ist bislang nicht endgültig geklärt. Allein wegen der komplizierten Liquorgewinnung dürfte diese hochinteressante und wichtige Untersuchung nicht in dem Ausmaß Routine werden wie die entsprechenden Blutanalysen. Die Viruslast im Liquor muß jedoch bei jeder Liquoruntersuchung mitbestimmt werden, um eine indirekte Basisinformation über den Status der HIV-assoziierten Enzephalopathie zu gewinnen. Die Viruslast im Liquor korreliert oft mit dem Ausmaß der HIV-assoziierten Enzephalopathie.

Weniger geklärt ist der Wert einer HIV-Resistenzbestimmung im Liquor (Hausmann R. 1997). Abbildung 6 zeigt einen typischen Liquorbefund bei HIV-assoziierter Enzephalopathie.

Neuroradiologische Untersuchungen wie die Computertomographie zeigen eine initial meist frontotemporal betonte Atrophie mit Erweiterung der inneren und äußeren Liquorräume (Abb. 7a-c), die Atrophie ist progredient und kann mit den klinischen Befunden korrelieren.

Die Kernspintomographie stellt das sensitivere Verfahren dar und ergibt bei 34-69 Prozent der Patienten mit HIV-assoziierter Enzephalopathie Hinweise auf eine Atrophie (Abb. 8a,b,c) (Harrison M.G.J. 1995, Hausmann R. 1997). Hyperintense Läsionen ohne raumfordernden Effekt in den T_2-gewichteten Aufnahmen treten in den frühen Stadien selten auf (Abb. 9). Diese Veränderungen können sich von kleinen Läsionen zu ausgeprägten beidseitigen, konfluierenden HIV-induzierten Veränderungen in der ventrikelnahen weißen Substanz entwickeln (Abb. 10), wobei das Ausmaß oft mit der HIV-assoziierten Enzephalopathie korreliert. Deskriptiv handelt es sich um eine Leukenzephalopathie, der unter anderem vermutlich eine Astrogliose zugrunde liegt.

Primäre Neuromanifestationen

Abb. 6: Typischer Liquorbefund bei HIV-assoziierter Enzephalopathie.

Punktion			Beschaffenheit			H b				Bilirubin			Bakterien		
LP	CP	VP	**klar**	bluti	xanth	trüb	**0**	+	++	+++	**0**	+	++	**0**	+	++

Zellen

Zellzahl	4	/3		Ery		/3
Lymphoz.	4	/3	Granuloz.	/3		
sonstige Z.:		/3				

Proteine

	CSF	Serum	Q(CSF/Ser)*10⁻³	lokale Synthese	
Ges.Prot	480 mg/l (180,00- 430,00)	79,4 g/l (66,00- 83,00)			
Albumin	196 mg/l (- 350,00)	42,3 g/l (35,00- 52,00)	4,6		
IgG	93,4 mg/l (- 34,00)	12,7 g/l (-)	7,4	57	%
IgA	4,9 mg/l (1,25- 5,00)	2,7 g/l (0,70- 4,00)	1,8		%
IgM	2,0 mg/l (- 0,67)	0,54 g/l (0,40- 2,30)	3,7	77	%

Oligoklon.IgG	CSF +	Serum O

Spezifische Antikörper

Masern   Roeteln
Mumps   EBV
HSV   CMV
VZV   Borrelien

Lactat: mmol/l   Glucose CSF : 96,5 mg/dl
                           Glucose Ser.: 69,3 mg/dl

Beurteilung

Normaler Liquorbefund .... [ ]	Normaler Liquor-Proteinbefund [ ]
Schrankenstörung .... [ ]	Zellzahl erhöht .... [ ]
Entzündl. Prozeß im ZNS ...... [X]	Spez. AK-Synthese im ZNS .... [ ]

DIAGNOSE: HIV - ASSOZIIERTE ENZEPHALOPATHIE
12 OLIGOKLONALE BANDEN IM LIQUOR, SERUM O.B.

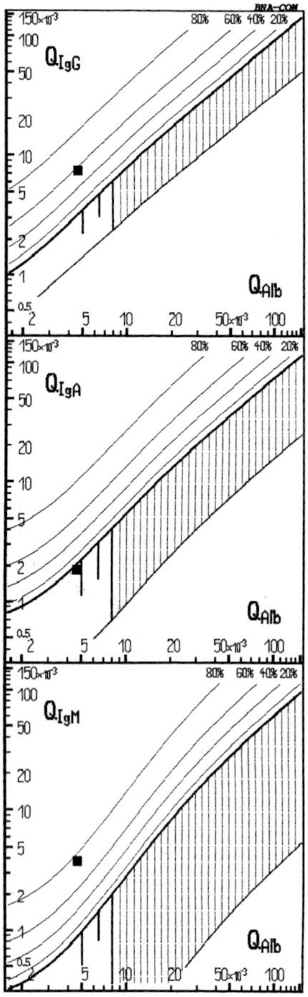

Die Diagnose »HIV-assoziierte Enzephalopathie« stellt letztlich eine Ausschlußdiagnose dar. Abbildung 11 zeigt eine schwere HIV-assoziierte Enzephalopathie mit Erweiterung der inneren und äußeren Liquorräume, einer HIV-induzierten schweren Leukenzephalopathie sowie einer parallel bestehenden, durch stereotaktische Biopsie und neuropathologische Untersuchung gesicherte progressive multifokale Leukenzephalopathie. Eine schwere, HIV-assoziierte Enzephalopathie mit typischen, diffusen Läsionen im tiefen Marklager ist auf Abbildung 12 zu sehen.

Chronische Formen primärer Neuromanifestationen

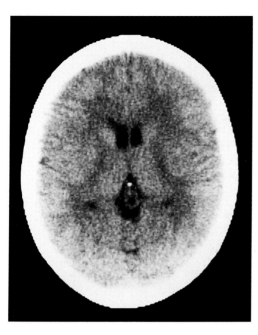

Abb. 7a,b,c:
HIV-assoziierte Enzephalopathie in der Computertomographie.
Ausgangsbefund **(a)**, Verlauf nach fünf Jahren **(b)** und Verlauf nach weiteren zwei Jahren **(c)**.
Ausgeprägter Hirnsubstanzverlust mit kortikaler und subkortikaler Atrophie.
Klinisch zum Zeitpunkt c mäßige HIV-assoziierte Enzephalopathie elf Jahre nach laborchemischem Nachweis der HIV-Infektion.

◀ Abb. 7a

◀ Abb. 7b

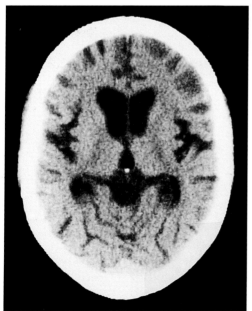

Primäre Neuromanifestationen

◀ Abb. 7c

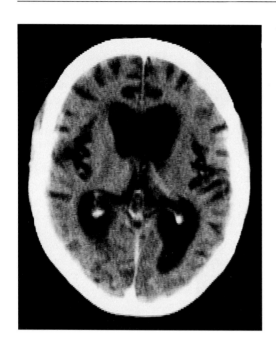

◀ Abb. 8a

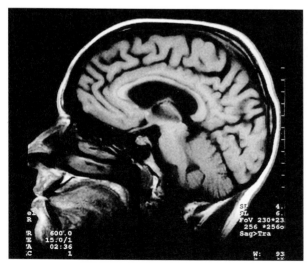

Abb. 8a,b,c:
Pathologisches Kernspintomogramm (T_1-gewichtete Aufnahmen) eines Patienten mit schwerer, HIV-assoziierter Enzephalopathie.
Es zeigen sich erweiterte innere und äußere Liquorräume, das Ventrikelsystem ist verplumpt.

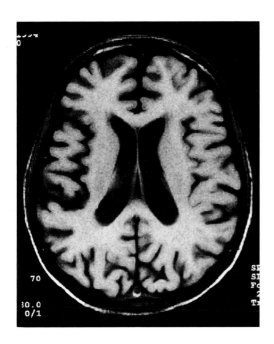

◀ Abb. 8b

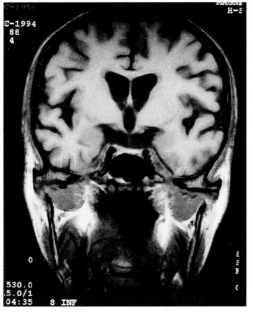

◀ Abb. 8c

Primäre Neuromanifestationen

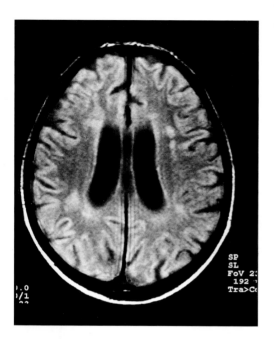

Abb. 9:
Patient mit HIV-assoziierter Enzephalopathie.
T_2-gewichtete Aufnahmen mit kleinfleckigen, ventrikelnahen Läsionen bei blander Form einer HIV-assoziierten Enzephalopathie.
Die genaue Wertigkeit und Zuordnung dieser Läsionen ist nicht abschließend geklärt.

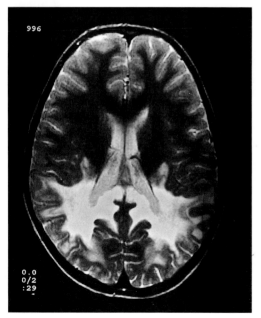

Abb. 10:
Schwere HIV-assoziierte Enzephalopathie.
Diffuse, symmetrische Signalanhebung im T_2-Bild ohne Korrelat im T_1-Bild mit Ventrikelerweiterung und erweiterten Hirnfurchen.

Chronische Formen primärer Neuromanifestationen

Abb. 11a,b:
Schwere HIV-assoziierte Enzephalopathie und stereotaktisch biopsierte, histologisch gesicherte progressive multifokale Leukenzephalopathie (PML).

Diffuse, symmetrische Signalanhebung im T_2-Bild **(a)** ohne Korrelat im T_1-Bild **(b)** mit Ventrikelerweiterung und weiten Hirnfurchen.
Im Gegensatz dazu zeigt der PML-Herd eine deutlich ausgeprägtere Signalanhebung im T_2-Bild und ein nicht ganz so ausgedehntes Korrelat im T_1-Bild. Es handelt sich um eine typische neuroradiologische Konstellation für eine PML. Die stippchenförmigen Signalanhebungen im T_1-Bild entsprechen kleinen Hämorrhagien.

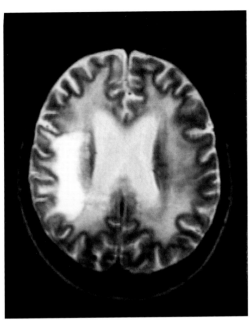

◀ Abb. 11a

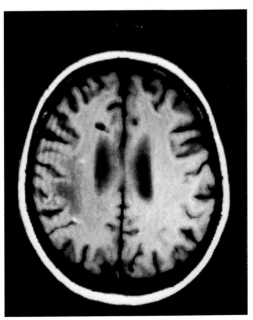

◀ Abb. 11b

Primäre Neuromanifestationen

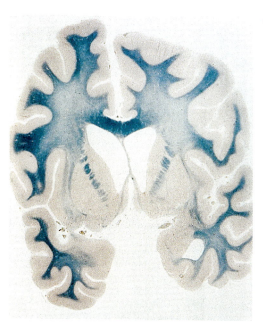

◀ **Abb. 12:**
Schwere, HIV-assoziierte Enzephalopathie.
Typische Läsionen im tiefen Marklager.
Färbung nach Clüver-Barrera (blau) mit charakteristischer Abblassung.
(Quelle: Prof. Dr. W. Paulus, Institut für Neuropathologie der Westfälischen Wilhelms-Universität Münster).

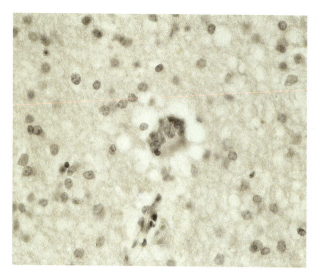

◀ **Abb. 13:**
Mehrkernige Riesenzelle bei Patienten mit schwerer HIV-assoziierter Enzephalopathie. Es handelt sich um einen charakteristischen Befund.
(HE, 128 x 1 25).

(Quelle: Prof. Dr. Paulus, Institut für Neuropathologie der Westfälischen Wilhelms-Universität Münster).

Pathogenese

Das zentrale Nervensystem ist mit großer Wahrscheinlichkeit bereits frühzeitig ein Zielorgan des HI-Virus, das wahrscheinlich in infizierten Monozyten die Blut-Hirnschranke passiert und ins Hirnparenchym migriert. Konsekutiv werden Makrophagen und Mikrogliazellen infiziert, seltener auch Astrozyten (Takahahi K. 1996) während eine direkte Infektion von Neuronen umstritten ist (Wiley C.A. 1986, Nuovo G.J. 1995). Abbildung 13 stellt eine typische, multinukleäre Riesenzelle als Hinweis auf eine HIV-assoziierte Enzephalopathie dar.

Die einzelnen Schritte und genauen Zusammenhänge zwischen strukturellen Alterationen, funktionellen Aspekten, neuroglialer Dysfunktion und HIV-assoziierter Enzephalopathie sind nicht sicher geklärt. Virusspezifischen Genprodukten und Zytokinen kommt eine wesentliche Bedeutung in der Entstehung der HIV-assoziierten Enzephalopathie zu.

Das Glykoprotein gp 120 ist zum Beispiel in vitro für Neuronenverbände zytotoxisch, stimuliert die Freisetzung von Neurotoxinen und induziert eine intrazelluläre Erhöhung der Kalziumkonzentration. Auch das Regulationsprotein tat besitzt in vitro neurotoxische Eigenschaften.

Aktivierte Makrophagen und Mikrogliazellen stimulieren die Produktion von Interleukin-1 und -6 und des Tumornekrosefaktors TNF-α, der vermutlich demyelinisierende Effekte besitzt. Interleukin-6 reguliert wahrscheinlich die HIV-Expression. Quinolinsäure, ein Stoffwechselprodukt des Tryptophans aus stimulierten Makrophagen, fördert den neuronalen Kalziumeinstrom und induziert so einen Funktionsverlust.

Therapie

Die Diagnose einer HIV-assoziierten Enzephalopathie stellt eine eindeutige Indikation zur antiretroviralen Therapie dar, die jedoch den Ausschluß sekundärer neurologischer Erkrankungen voraussetzt. Die Fülle der antiretroviralen Substanzen sowie die zahlreichen Interaktionen erfordern eine Therapieabsprache mit den internistischen behandelnden Kollegen. Zidovudin stellt nach wie vor die Basissubstanz zur Therapie HIV-assoziierter neurologischer Erkrankungen dar, weil es gut liquorgängig ist und die Liquorspiegel zirka 60 Prozent des Plasmaspiegels erreichen; die Effektivität ist in der Literatur oft belegt. Eine Standardtherapie besteht z.B. aus Zidovudin, Lamivudin sowie Abacavir oder Nevirapin (Zidovudin 2 x 250 mg, Lamivudin 2 x 150 mg, Abacavir 2 x 300 mg, Nevirapin 2 x 200 mg).

Es muss darauf hingewiesen werden, dass die Monotherapie mit Zidovudin außer bei bestimmten gynäkologischen und pädiatrischen Indikationen obsolet ist (Petito C.K., Childs E.A. 1999).

Besonders wichtig ist, dass eine 3-fach-Kombinationstherapie zumindest ein Medikament enthält, was bekannter maßen gut ZNS-gängig ist. Die meisten Erfahrungen liegen für Zidovudin vor, wobei für Zidovudin auch die meisten Publikationen über Therapieerfolge bei HIV-assoziierter Enzephalopathie vorliegen.

Untersuchungen mittels ereigniskorrelierter Potentiale bei antiretroviral naiven Patienten, bei HIV-Kranken mit einfach-ART, zweifach-ART sowie HAART ergaben eindeutig, dass Patienten von einer dreifach-Kombinationstherapie unter Einschluß gut ZNS-gängiger Medikamente im Vergleich zu den anderen Therapiegruppen hochsignifikant profitieren. Sie wiesen bei Testung durch ereigniskorrelierte Potentiale die beste zerebrale Verarbeitungszeit auf (Husstedt I.W. 1999). Dieses Ergebnis kann ein Hinweis darauf sein, daß neben den autochthonen zerebralen HIV-induzierten Alterationen zusätzlich extrazerebral gebildete neurotoxische Substanzen (z.B. TNF-α) in das Zentralnervensystem penetrieren und so einen Kofaktor in der Pathogenese der HIV-assoziierten Enzephalopathie darstellen.

In den Spätstadien der HIV-Infektion ist die Blut-Hirnschranke nur noch partiell intakt (Petito C.K.). Die Behandlung der HIV-Infektion mit HAART könnte durch die Immunrestauration und Attenuierung der HIV-Infektion indirekt eine verbesserte zerebrale Funktionsfähigkeit induzieren, da die Penetration peripher gebildeter neurotoxischer Substanzen durch die im Spätstadium der HIV-Infektion defekte Blut-Hirnschranke reduziert wird. Bereits die Viruslast im Plasma und die CD4+-Zellen stellen einen Prädiktor für das Auftreten einer HIV-assoziierten Enzephalopathie und Polyneuropathie dar (Childs E.A. 1999).

Der hohe Stellenwert der Viruslast-Bestimmung im Liquor ist gesichert, die Resistenzbestimmung im Therapieverlauf für die HIV-assoziierte Enzephalopathie noch nicht vollständig evaluiert. Bei der Erstdiagnose einer HIV-assoziierten Enzephalopathie und bei unklaren Verläufen ist diese Untersuchung immer indiziert, wobei die Veränderungen im Liquor nur indirekt Therapieeffekte widerspiegeln. Eine Reduktion der Viruslast tritt unter einer Kombinationstherapie (HAART) bei den meisten Patienten ein.

Die eindrucksvollste Besserung einer HIV-assoziierte Enzephalopathie mit einer Kombinationstherapie ist bei antiretroviral naiven Patienten zu erzielen. Der Therapieerfolg und das Ausmaß der Besserung variieren individuell. Additive experimentelle Therapieformen mit Pentoxiphyllin, Thalidomid, Acetylsalicylsäure und Dexamethason besitzen keine praktische Bedeutung. Nimodipin, ein Kalziumantagonist, vermindert vermutlich die Neurotoxizität des Glykoproteins gp 120 – wie auch Memantin.

> **3. Fallbeispiel**
>
> Verlauf einer HIV-assoziierten Enzephalopathie bei einem Patienten ohne bisherige antiretrovirale Therapie

Der 32 Jahre alte Patient wurde von der Polizei orientierungslos aufgegriffen und zunächst in eine geschlossene, psychiatrische Abteilung eingewiesen. Als sich anamnestisch eine seit wenigen Wochen laborchemisch gesicherte HIV-Infektion herausstellte, erfolgte die Verlegung.

Die klinische Untersuchung ergab bis auf nicht auslösbare Achillessehnenreflexe und eine Pallhypästhesie keine auffälligen Befunde. Der Patient war wach, unscharf hinsichtlich Zeit und Ort orientiert, Gedächtnis und Konzentration waren beeinträchtigt. Die CD4+-Zellzahl betrug 118/µl, die Viruslast 232.000 c/ml.

Ein Elektroenzephalogramm war mäßig allgemeinverändert, ereigniskorrelierte Potentiale waren mit 614 m/sec verlängert.

Die Neurographie des N. peronaeus objektivierte mit 30 m/sec wie auch die Leitgeschwindigkeit des N. suralis mit 36 m/sec eine distal-symmetrische Polyneuropathie.

Die Liquoranalyse ergab 0/3 Zellen, eine Erhöhung des Gesamtproteins und des IgG, es wurden acht oligoklonale Banden nachgewiesen. Die Viruslast im Liquor betrug 198.000 c/ml. Kernspintomographisch zeigte sich eine Erweiterung der inneren und äußeren Liquorräume mit einzelnen periventrikulären fleckförmigen Signalanhebungen.

Es wurde die Kombinationstherapie mit Zidovudin, Lamivudin und Indinavir eingeleitet. Im weiteren Verlauf stieg die CD4+-Zellzahl auf 386/µl, die Viruslast sank unter die Nachweisgrenze. Die Orientierung und Auffassung besserte sich soweit, dass der Patient zunächst wieder bei seinen Eltern, sodann eigenständig in seiner Wohnung leben konnte. Das Studium wurde abgeschlossen. Die Latenz der ereigniskorrelierten Potentiale betrug nach sechs Monaten 532 m/sec.

Differentialdiagnose

Opportunistische Infektionen (z. B. Toxoplasmose, progressive multifokale Leukenzephalopathie, Kryptokokkose), Lymphome, Schlaganfälle, Drogenmissbrauch, depressive Syndrome, Schilddrüsenfunktionsstörungen, B_{12}-Mangel, Medikamentennebenwirkungen müssen differentialdiagnostisch berücksichtigt werden.

Die Diagnose einer HIV-assoziierten Enzephalopathie stellt wie bereits erwähnt zum großen Teil eine Ausschlussdiagnose dar; nachfolgend die wichtigen Differentialdiagnosen im Überblick.

> **Wichtige Differentialdiagnosen der HIV-assoziierten Enzephalopathie**
> - Opportunistische Infektionen
> - Primäres ZNS-Lympthom
> - Meningeosis lymphomatosa

- Epileptische Anfälle
- Depressives Syndrom
- Drogengebrauch
- Medikamentennebenwirkung
- Intoxikation
- Metabolische Enzephalopathie
- Dehydratation mit schlechtem Allgemeinzustand
- Schlaganfälle

Verlauf und Prognose

Neben blanden Verläufen mit geringer Progredienz über Jahre treten bei einigen Patienten auch Verläufe mit kompletter Hilfs- und Pflegebedürftigkeit in allen Bereichen des täglichen Lebens auf. Bei antiretroviral naiven Patienten ist initial oft eine erhebliche Besserung kognitiver Funktionen unter HAART festzustellen (Fallbeispiel 3). Die adäquate Therapie der HIV-assoziierten Enzephalopathie führt dazu, daß die Selbständigkeit des Patienten länger gewährleistet ist und die Sozialsysteme weniger in Anspruch genommen werden.

HIV-assoziierte Myelopathien

Eindeutige Angaben zur Inzidenz und Prävalenz von krankhaften Prozessen im Myelon bei Patienten mit HIV-Infektion finden sich in der Literatur nicht. Es besteht eine große Diskrepanz zwischen klinischen Symptomen und neuropathologischen Befunden. Klinisch lassen sich bei bis zu sieben Prozent der HIV-infizierten Patienten Hinweise auf eine Myelopathie finden (Mc Arthur J.C. 1987), neuropathologische Untersuchungen weisen Alterationen des Myelons jedoch bei bis zu 55 Prozent nach (Artigas J. 1990). Relevant ist aus klinischer Sicht die HIV-assoziierte vakuoläre Myelopathie, eine primäre Neuromanifestation, die oft in Kombination mit einer HIV-assoziierten Enzephalopathie auftritt (Abb. 1) und deren histopathologische Beschreibung zur Namensgebung beitrug.

Auf die sehr selten zum Zeitpunkt der Serokonversion auftretende HIV-Myelitis wurde schon hingewiesen.

Aus Tabelle 5 gehen Ergebnisse neuropathologischer Untersuchungen bei HIV-assoziierten Myelopathien dar (Petito C.K. 1993).

Tabelle 5: HIV-assoziierte Myelopathien, neuropathologische Untersuchungsergebnisse (Prozentangabe aus n = 178), (Mehrfachnennungen möglich).

Form	Prozentangabe (%) aus n = 178
HIV-assoziierte vakuoläre Myelopathie	29
Mikrogliale, noduläre Myelitis	10
HIV-Myelitis	5
Virale Myelitis	16
Fungale Myelitis	4
Andere infektiöse Myelitiden	3
Lymphome	2
Ohne Befund	52

Klinische Befunde

Das klinische Bild der HIV-assoziierten vakuolären Myelopathie ist durch eine langsam progrediente spastische Paraparese der unteren Extremitäten gekennzeichnet, nur selten sind die oberen Extremitäten betroffen. Pyramidenbahnzeichen, eine Ataxie, Inkontinenz und ein spastisches Gangbild sind typische Befunde. Ein sensibles Niveau und ausgeprägte sensible Störungen sind untypisch für die Diagnose einer vakuolären Myelopathie.

Diagnostische Verfahren

Motorisch und sensorisch evozierte Potentiale weisen die Leitungsverzögerung zentraler, motorischer Bahnsysteme nach und dienen hauptsächlich zur Ausschlußdiagnostik. Typische Liquorbefunde existieren nicht, die Analyse ergibt meistens Ergebnisse wie bei der HIV-assoziierten Enzephalopathie. Abbildung 14 stellt typische neurophysiologische Untersuchungsergebnisse dar.

Therapie

Eine gesicherte Indikation zur antiretroviralen Therapie wie bei HIV-assoziierter Enzephalopathie besteht bislang nicht. U. E. ist aber eine dreifach Kombinationstherapie auch bei der vakuolären Myelopathie auf der Basis grundsätzlicher Erwägungen zur Behandlung primärer Neuromanifestationen indiziert. Die Vorgehensweise erfolgt analog zur HIV-assoziierten Enzephalopathie. Eine Modulation der Spastik durch Baclofen oder auch Tizanidin ist bei schweren Fällen sinnvoll.

Differentialdiagnose

Tabelle 5 listet wesentliche, HIV-assoziierte Alterationen des Myelons auf. Falls auch nur geringe Zweifel an der differentialdiagnostischen Zuordnung einer HIV-assoziierten Myelopathie bestehen, müssen bildgebende Verfahren (Kernspintomographie, Myelographie) und eine Liquoranalyse zum Ausschluß von Differentialdiagnosen durchgeführt werden. Alle neurologischen Erkrankungen, die unabhängig von einer HIV-Infektion zur Myelopathie führen (z.B. Bandscheibenvorfälle), sind in Erwägung zu zie-

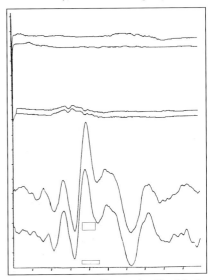

Abb. 14: HIV-assoziierte vakuoläre Myelopathie im Stadium CDC 2 B, pathologische motorische evozierte Potentiale. Die beiden oberen Kurven: zentrale Stimulation und Ableitung vom M. tibialis anterior; Latenz 42.1 msec, (Norm < 34 msec;) Mitte: periphere Stimulation, Latenz 17,3 msec, (Norm < 18,0 msec). Die zentrale Leitungszeit beträgt 23,8 msec und ist deutlich verzögert. (Norm < 17,0 msec). Die Potentiale sind amplitudenreduziert und dekonfiguriert. Die beiden unteren Kurven: Somatosensorisch evozierte Potentiale nach Stimulation des N. tibialis, Latenz 40,8 msec, damit (Norm < 46,5 msec) normwertige sensorisch evozierte Potentiale. (Zeitachse: 10 msec/div).

hen. Nachfolgend sind weitere klinische Differentialdiagnosen genannt.

Differentialdiagnosen von Myelopathien während der HIV-Infektion

- Myelitis durch Erreger
- Intraspinale Abszesse
- Intraspinale Tumoren
- Bandscheibenvorfälle
- Intraspinale Hämatome
- Vitaminmangel (B_{12}, Folsäure)
- Vertebragene knöcherne Destruktionen

4. Fallbeispiel

Akute Querschnittsmyelitis im Stadium CDC 3C

Der 38 Jahre alte Patient (CDC-Stadium 3 C) wurde wegen einer plötzlich aufgetretenen schlaffen Paraparese der unteren Extremitäten stationär aufgenommen. Es bestand eine ausgeprägte Paraparese der unteren Extremitäten mit nicht auslösbaren Muskeleigenreflexen, Inkontinenz und einer Hypästhesie ab L2.
Die Liquoranalyse ergab eine lymphozytäre Pleozytose mit Proteinerhöhung. Lediglich eine PCR auf EBV zeigte ein positives Resultat.
Unter der Behandlung mit Aciclovir sistierte die Progredienz der klinischen Symptomatik. Nach vier Wochen hatte sich eine spastische Paraparese mit gesteigerten Muskeleigenreflexen und Pyramidenbahnzeichen entwickelt (Abbildung 17).

5. Fallbeispiel

Progrediente HIV-assoziierte vakuoläre Myelopathie

Ein Patient mit Hämophilie A (jeden zweiten Tag Substitution mit Faktor VIII) hatte seit zirka sechs Monaten Schmerzen in beiden Beinen und stürzte häufig. Die Fußspitzen schliffen über den Boden und er stolperte über kleine Unebenheiten. Diese Beschwerden nahmen langsam zu.
Die klinische Untersuchung ergab eine spastische Paraparese der unteren Extremitäten mit gesteigerten Muskeleigenreflexen.
Die CD4+-Zellzahl betrug 286/µl. Die weiterführenden Untersuchungen wie Elektroenzephalogramm, ereigniskorrelierte Potentiale, eine Kernspintomographie des Myelons und Kopfes sowie die Liquoranalyse waren ohne richtungsweisenden Befund.
Eine antiretrovirale Kombinationstherapie wurde nicht gewünscht.
Nach einem Jahr war der Patient auf den Rollstuhl angewiesen, die oberen Extremitäten wiesen gesteigerte Muskeleigenreflexe auf. Wegen einer ausgeprägten depressiven Reaktion wurde eine stationäre und später kontinuierlich eine ambulante psychotherapeutische Behandlung durchgeführt.
Die Angehörigen teilten später mit, daß der Patient wegen seiner HIV-Infektion mit vakuolärer Myelopathie Suizid begangen hatte.

Verlauf

Die vakuoläre Myelopathie ist meistens langsam progredient und führt nur bei wenigen Patienten zur Ausbildung einer spastischen Tetraparese mit Rollstuhlpflichtigkeit.

Pathogenese

Histopathologisch finden sich Ähnlichkeiten mit der funibulären Myelose. Da die vakuoläre Myelopathie auch unabhängig von einer HIV-Infektion auftreten kann, virale Produkte nur selten in den Läsionen gefunden werden, ist offen, inwieweit die HIV-Infektion selbst bedeutungsam ist (Artigas J. 1990, Petito C.K. 1993). Abbildung 15 stellt den histopathologischen Befund einer vakuolären Myelopathie dar.

HIV-assoziierte Polyneuropathien

In den Frühstadien der HIV-Infektion lassen sich bei bis zu zehn Prozent Funktionsstörungen des peripheren Nervensystems nachweisen (Chavanet P.Y. 1988). Eine endgültige Klassifikation der HIV-assoziierten Polyneuropathien liegt bis heute nicht vor, es werden jedoch in der Literatur überwiegend die in Tabelle 6 genannten Formen unterschieden.

Eine autonome Neuropathie isoliert abzutrennen erscheint wenig sinnvoll, weil sie fast immer in Verbindung mit den oben genannten Polyneuropathien auftritt und keine eigene isolierte, nur das autonome Nervensystem betreffende Polyneuropathie bei Patienten mit HIV-Infektion besteht. Weitere, sehr seltene Formen von Polyneuropathien während der HIV-Infektion stellen die Polyneuropathie bei diffuse, infiltrativer Lymphozytose (Gheradi R.K. 1998, Mouligner A. 1997), die Neuropathie bei nekrotisierender Vaskulitis (Bradly W.G. 1998, Younger D.S. 1996) und die bereits erwähnte Mononeuropathie (meistens N.

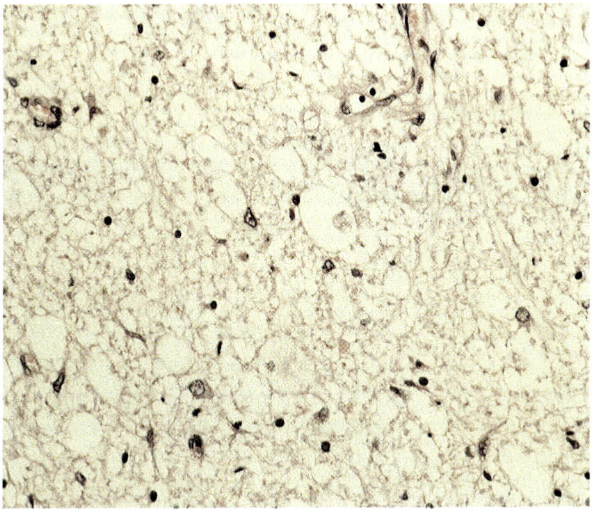

Abb. 15:
Typisches Bild einer vakuolären Myelopathie mit konfluierender Vakuolisierung im Vorderstrang (HE, 80 x). (Quelle: Prof. Dr. Paulus, Institut für Neuropathologie der Westfälischen Wilhelms-Universität Münster).

Typ	Inzidenz (%)	Zeitpunkt des Auftretens
Distal-symmetrische Polyneuropathie	25 - 84	Gelegentlich Frühstadium, meistens im AIDS-Stadium
Mononeuropathie und Mononeuritis vom Multiplextyp	selten < 1	Meistens im AIDS-Stadium
Akute inflammatorische demyelinisierende Polyneuroradikulitis	zirka 1	Serokonversion
Chronisch inflammatorische demyelinisierende Polyneuroradikulitis	selten	Bei beginnendem Immundefekt, z. B. ARC
Polyneuroradikulitis durch opportunistische Erreger	< 1	Meistens im AIDS-Stadium

Tabelle 6: Formen und Inzidenz von Polyneuropathien bei HIV-Infektion.

facialis) oder auch Mononeuropathia multiplex in der Frühphase der HIV-Infektion dar (Schielke E. für die Deutsche Neuro-AIDS-Arbeitsgemeinschaft 2000).

Bereits aus der Anamnese können wichtige Hinweise gewonnen werden, wie z.B. die zeitliche Korrelation der Erstmanifestation einer Polyneuropathie mit der Applikation neurotoxischer Medikamente (z.B. ddI, ddC, Vincristin) oder auch HIV-unabhängige Ursachen (z.B. Diabetes mellitus, zusätzlicher Alkoholkonsum, Vitaminmangel). Initial nächtlich auftretende Schmerzen an den unteren Extremitäten mit Parästhesien und abgeschwächten Reflexen sind typisch. Ausgeprägte Muskelatrophien kommen erst später hinzu. Neurographische Untersuchungen objektivieren eine Polyneuropathie, aber insbesondere frühe Stadien und leichte Formen entziehen sich öfters dem neurophysiologischen Nachweis. Bei entsprechenden klinischen Befunden ist auch in diesen Fällen die Diagnose einer Polyneuropathie zu stellen. Die Liquoranalyse ist nur bei entzündlichen und unklaren Formen indiziert. Eine Indikation zur Biopsie besteht nur bei den wenigen, sehr seltenen Polyneuropathien (siehe Seite 27). Eine neurologische Untersuchung und neurophysiologische Abklärung ist bei Verdacht auf eine Polyneuropathie immer indiziert und notwendig.

Mononeuropathie und Mononeuritis vom Multiplextyp

Die Mononeuropathie und die Mononeuritis vom Multiplextyp sind selten und treten meistens in den weit fortgeschrittenen Stadien der HIV-Infektion auf.

Typisch sind motorische und sensible Ausfälle im Versorgungsgebiet mehrerer peripherer Nerven, z.B. N. peronaeus und N. medianus, oder auch Ausfälle von Hirnnerven, z.B. N. facialis beidseitig und N. glossopharyngeus.

Diagnostisch findet sich oft eine verminderte motorische und sensorische Nervenleitgeschwindigkeit, elektromyographisch kann Spontanaktivität nachgewiesen werden.

Therapeutisch können bei längerfristigem Verlauf Immunglobuline (0,4 g/kg/KG/Tag über fünf Tage) oder eventuell auch Prednison 100 mg/Tag für zwei Wochen – anschließend ausschleichen – eingesetzt werden.

Die Differentialdiagnose umfaßt eine Neuritis durch Bakterien und Viren (z.B. Tuberkulose, Zytomegalie, Borrelien) und Infiltrationen durch Lymphome, die durch Liquoranalyse und bildgebende Verfahren abgeklärt werden müssen.

Es bestehen zum Teil rasch progrediente, gelegentlich auch langsame, selbstlimitierende Verläufe über Monate (Schielke E. 1989).

Chronisch inflammatorische demyelinisierende Polyneuroradikulitis

Akute inflammatorische demyelinisierende Polyneuroradikulitis
(Guillain-Barré Syndrom; siehe Seite 7)

Die chronische inflammatorische demyelinisierende Polyneuroradikulitis ist im Verlauf der HIV-Infektion eine eher seltene Erkrankung. Wenn diese Form der Polyneuroradikulitis auftritt, liegt bei den Patienten meist ein beginnender Immundefekt vor (Tabelle 6).

Das Krankheitsbild ist durch langsame, über Wochen bis Monate progrediente distale – selten proximal betonte – symmetrische motorische Paresen, blande sensible Symptome, Reflexabschwächung oder Reflexverlust und eventuell Hirnnervenausfälle gekennzeichnet.

Das diagnostische Vorgehen gleicht jenem bei der akuten, inflammatorischen demyelinisierenden Polyneuroradikulitis (siehe Seite 7).

Auch die Behandlung entspricht jener bei der akuten Form (Immunglobuline und Plasmapherese). Bei therapieresistenten Verläufen kann auch versuchsweise Prednison 100 mg/Tag über zwei bis drei Wochen verabreicht werden, Krankengymnastik auf neurophysiologischer Grundlage ist unabdingbar.

Die Differentialdiagnose umfasst eine Polyneuritis durch Bakterien und Viren und Infiltrationen durch Lymphome.

Die chronische Form verläuft langsamer als die akute inflammatorische, demyelinisierende Polyneuroradikulitis, auch spontan remittierende und rezidivierende Verläufe können beobachtet werden.

6. Fallbeispiel

Diagnostik, Therapie und Verlauf einer chronisch inflammatorischen demyelinisierenden Polyneuroradikulitis

Bei dem 36 Jahre alten Patienten lag seit vier Jahren eine laborchemisch gesicherte HIV-Infektion vor.

Seit einigen Wochen bestand eine periphere Parese des N. facialis und eine distal betonte Schwäche der Hände und Füße. Sensibilitätsstörungen wurden nicht angegeben. Die CD4+-Zellzahl betrug 235/µl, es erfolgte eine antiretrovirale Therapie.

Die klinisch-neurologische Untersuchung ergab eine periphere Läsion des N. facialis linksseitig, die Muskeleigenreflexe der oberen Extremitäten waren schwach auslösbar, es fanden sich distal betonte Parästhesien und eine distale Pallhypästhesie. Die Kraft der kleinen Hand- und Fußmuskulatur war beidseitig leicht vermindert. An den unteren Extremitäten ließen sich die Muskeleigenreflexe nicht auslösen, es bestanden identische Sensibilitätsstörungen, keine pathologischen Fremdreflexe. Psychisch ließ sich querschnittsmäßig kein auffälliger Befund erheben.

Die motorische Leitgeschwindigkeit des N. peronaeus, N. ulnaris und N. medianus war beidseits herabgesetzt, die Latenz der F-Welle verzögert. Die elektromyographische Untersuchung des M. abductor digiti minimi und tibialis anterior linksseitig ergab Spontanaktivität in Form von positiven Wellen und Fibrillationspotentialen. Die Liquoranalyse zeigte 24/3 Lymphozyten, ein Gesamtprotein von 1.286 mg/dl, das Albumin betrug 486 mg/l, IgG 20,2 mg/l, es fanden sich sieben oligoklonale Banden.

Die Therapie erfolgte mit Immunglobulinen 0,4 g/kg/KG über fünf Tage ambulant. Zusätzlich wurde Krankengymnastik mit Übungen der mimischen Gesichtsmuskulatur durchgeführt. Rasch trat eine wesentliche Besserung ein. Die unangenehmen sensiblen Symptome wurden mit Gabapentin 1.200 mg/Tag behandelt.

Unter Fortsetzung der krankengymnastischen Therapie bildete sich in den nächsten Monaten auch die Fazialisparese bis auf eine leichte Residualsymptomatik zurück.

Polyneuroradikulitis durch Erreger

Die Inzidenz der erregerbedingten Polyneuroradikulitis im Verlauf der HIV-Infektion liegt unter einem Prozent (Tabelle 6).

Die klinischen Befunde unterscheiden sich prinzipiell nicht von jenen, die bei Mononeuropathien und bei der chronischen Form der inflammatorischen Polyneuroradikulitis auftreten. Der Verlauf ist jedoch oft rasch.

Im Liquor findet sich eine ausgeprägte Pleozytose, Erhöhung des Gesamtproteins, des Albumins und der Immunglobuline. Eine PCR zum Erregernachweis kann die Verdachtsdiagnose sichern.

Die Therapie erfolgt gemäß Erregernachweis. Zusätzlich ist eine physikalische Therapie indiziert.

Oft wird eine Polyneuroradikulitis durch das Zytomegalie-Virus hervorgerufen.

Die CMV-bedingte Polyneuroradikulitis verläuft meistens rasch progredient, der Übergang in eine Myelomeningoenzephalitis mit letalem Ausgang ist möglich, insbesondere bei verzögertem Therapiebeginn (Lüttman S. 1997).

Distal-symmetrische HIV-assoziierte Polyneuropathie

Häufigkeit

Die distal-symmetrische, HIV-assoziierte Polyneuropathie tritt überwiegend in den fortgeschrittenen Stadien der HIV-Infektion auf und ist die häufigste HIV-assoziierte Polyneuropathie überhaupt. Die Prävalenz beträgt in der Literatur stadiumabhängig zwischen 25 und 84 Prozent und korreliert mit dem fortschreitenden Immundefekt.

Klinische Befunde

Nachfolgend sind die typischen klinischen Befunde aufgelistet.

Typische klinische Untersuchungsbefunde bei distal-symmetrischer, HIV-assoziierter Polyneuropathie

- Schmerzen (etwa 50 Prozent)
- Sensibilitätsstörungen (Parästhesien, Hypästhesien, Dysästhesien) von distal nach proximal aufsteigend
- Fehlende oder abgeschwächte Muskeleigenreflexe (initial oft Achillessehnenreflexe betroffen), im weiteren Verlauf Reflexabschwächung und Reflexverlust auch der oberen Extremitäten
- Motorische Ausfälle (selten), oft später auftretend, bevorzugt Dorsalextensoren betroffen
- Spinale Ataxie, Pallhyp-, anästhesie
- Autonome Störungen (reduzierte Schweißsekretion, glatte, trockene Haut, Haarverlust, Erektionsstörungen)

Die Abbildungen 16 und 17 stellen die Prävalenz pathologischer Ergebnisse klinischer und neurophysiologischer Untersuchungen des N. peronaeus und suralis bei distal-symmetrischer HIV-assoziierter Polyneuropathie in Korrelation zur CDC-Klassifikation dar.

Die Abbildungen 18 und 19 zeigen pathologische Nervenaktionspotentiale bei distal-symmetrischer HIV-assoziierter Polyneuropathie in unterschiedlichen Stadien.

Das Ergebnis einer Regressionsanalyse der Leitungsgeschwindigkeit des N. peronaeus und der CD4+-Zellen geht aus Abbildung 20 hervor. Zwischen beiden Parametern zeigt sich ein signifikanter Zusammenhang.

Ein pathologisches, peripheres autonomes Oberflächenpotential als Indikator einer schweren Schädigung autonomer Fasern bei distal-symmetrischer, HIV-assoziierter Polyneuropathie ist auf der Abbildung 21 zu sehen. Eine ausgeprägte partielle Entmarkung des N. suralis bei distal-symmetrischer HIV-assoziierter Polyneuropathie im Stadium CDC 3C zeigt die Abbildung 22.

Prinzipiell bestehen keine klinischen Unterschiede zu distal-symmetrischen Polyneuropathien anderer Genese (z.B. medikamentös-toxisch, Diabetes mellitus).

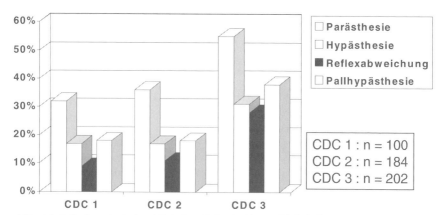

Abb. 16: Prävalenz typischer klinischer Befunde (Auswahl) bei distal-symmetrischer HIV-assoziierter Polyneuropathie in Korrelation zur CDC-Klassifikation. Untersuchungsergebnisse der unteren Extremitäten (% aus n = 486).

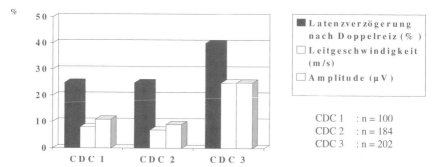

Abb. 17: Prävalenz pathologischer Ergebnisse nach neurophysiologischer Untersuchung des N. suralis. Es zeigt sich eine Korrelation zur Progredienz der HIV-Infektion (% aus n = 486).

Diagnostische Verfahren

Neurophysiologische Untersuchungen sind als Basisdiagnostik und bei den ersten Anzeichen einer Polyneuropathie sowie im Verlauf insbesondere vor Therapiebeginn mit neurotoxischen Substanzen indiziert. Die Bestimmung der Nervenleitgeschwindigkeit des N. peronaeus, suralis und medianus zum Nachweis einer Schädigung des Myelins und die Bestimmung der Amplitude zum Nachweis einer axonalen Läsion gehören zum Standard, ebenso die Bestimmung der F-Wellen-Latenzen zum Nachweis einer proximalen Läsion. Elektromyographische Untersuchungen sind nur selten indiziert; chronisch-neurogener Umbau, ein gelichtetes Interferenzmuster oder aber Spontanaktivität deuten auf eine axonale Schädigung hin.

Abb. 18: Bestimmung einer motorischen Nervenleitgeschwindigkeit des N. peronaeus bei einem Patienten mit leichter (Kurven 1 - 4) (Stadium CDC 2B) distal-symmetrischer HIV-assoziierter Polyneuropathie und schwerer distal-symmetrischer HIV-assoziierter Polyneuropathie (Stadium CDC 3C) (Kurven 5 - 8). Die Verstärkung beträgt 2 mV/div (Kurve 1 - 4) bzw. 0,5 mV/div (Kurve 5 - 8). Die Zeitachse umfaßt 20 msec. Die Nervenleitgeschwindigkeit im Stadium CDC 2B beträgt 38,6 m/sec

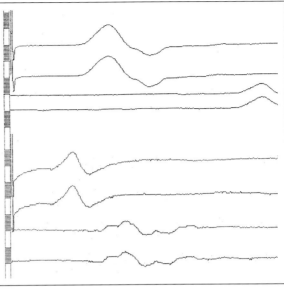

(Norm > 41,2 m/sec), die distale Latenz 5,0 msec (Norm < 4,9) msec und die Amplitude des Nervenaktionspotentials nach distaler Stimulation 2,6 mV (Norm > 2,4 mV). Im Stadium CDC 3C beträgt die Nervenleitgeschwindigkeit lediglich 32,8 msec, die distale Latenz 7,05 msec und die Amplitude 0,5 mV. Zusätzlich zeigt sich eine zeitliche Dispergierung des Nervenaktionspotentials nach proximaler Stimulation (Kurve 7, 8). Während im ersten Fall eine mittelgradige Schädigung des Myelins vorliegt, handelt es sich im zweiten Fall um eine schwere Schädigung des Myelins und der Axone.

Abb. 19: Sensible Neurographie des N. suralis bei Stimulation hinter dem Malleolus externus und Ableitung mit Nadelelektroden an der Wade. Das Nervenaktionspotential ist latenzverzögert, amplitudenreduziert und dispergiert. Es bestätigt die Diagnose einer ausgeprägten, sehr schweren distal-

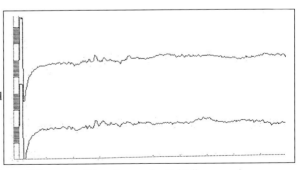

symmetrischen HIV-assoziierten Polyneuropathie mit axonaler Schädigung und Beteiligung des Myelins im Stadium CDC 3C (Zeit: 2 msec/div; Verstärkung 2,5 µV/div).

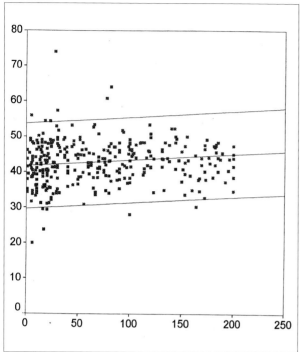

Abb. 20:
Regressionsanalyse Leitgeschwindigkeit N. peronaeus und CD4+-Zellen. Es zeigt sich ein signifikanter Zusammenhang zwischen der Abnahme der CD4+-Zellen und der Leitgeschwindigkeit des N. peronaeus ($p < 0,001$) im Stadium CDC 3C.

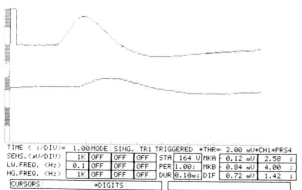

Abb. 21:
Periphere autonome Oberflächenpotentiale bei Patienten mit HIV-Infektion. Normales peripheres autonomes Oberflächenpotential bei einem Patienten im Stadium CDC 1A (Kurve 1), latenzverzögertes und amplitudenreduziertes peripheres autonomes Oberflächenpotential bei einem Patienten im AIDS-Stadium mit schwerer distalsymmetrischer HIV-assoziierter Polyneuropathie (Kurve 2). Die Ableitung erfolgte von der Hand. (Zeitachse: 1 sec/div).

Chronische Formen primärer Neuromanifestationen

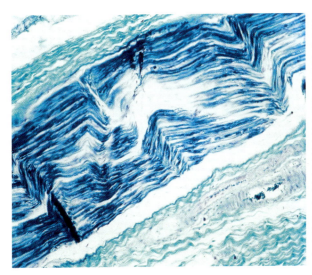

Abb. 22:
Histologisches Präparat des N. suralis mit partieller Entmarkung (Clüver-Barrera, 25 x). Klinisch Vollbild einer schweren distal-symmetrischen HIV-assoziierten Polyneuropathie. Exitus letalis 15 Jahre nach laborchemischer Diagnose der HIV-Infektion wegen nicht therapierbarer opportunistischer Infektion. (Prof. Dr. Paulus, Institut für Neuropathologie der Westfälischen Wilhelms-Universität Münster).

Somatosensorisch und magnetisch evozierte Potentiale zeigen die distale Schädigung aufsteigender senorischer und absteigender motorischer Bahnen an, hierbei handelt es sich um ein nicht seltenes Läsionsmuster.

Therapie

Eine antiretrovirale Kombinationstherapie ist sicher indiziert, ein Vorgehen wie bei der HIV-assoziierten Enzephalopathie erscheint sinnvoll. In der Praxis erhalten die meisten Patienten bereits eine Kombinationstherapie, wenn sie zur neurologischen Untersuchung vorgestellt werden.

Insbesondere von einer Kombinationstherapie profitieren die Patienten wesentlich stärker als von früheren Monotherapien (Markus R. 1998). Der Behandlungsschwerpunkt liegt jedoch in der symptomatischen Schmerztherapie. Tabelle 7 stellt das prinzipielle Vorgehen dar. Gabapentin bietet sich besonders an, da im Vergleich zu den anderen Substanzen nur geringe Interaktionen mit Antivirustatika bestehen und meistens nur geringe Nebenwirkungen von den Therapierten geäußert werden (Di Palma F. 1990; u.a.).

Eine distal-symmetrische Polyneuropathie kann durch antiretrovirale Medikamente (z.B. ddI, ddC, d4T) primär klinisch hervorgerufen oder aber eine bestehende, distal-symmetrische HIV-assoziierte Polyneuropathie verstärkt werden. Weitere potentiell neurotoxische Substanzen sind z.B. Vincristin, Isoniazid. Therapeutische, allgemeinverbindliche Strategien, um bei fortgesetzter notwendiger neurotoxischer Medikation diese Auswirkungen zu lindern, bestehen bislang nicht. Hier muss in Absprache mit dem internistischen Kollegen und Patienten eine individuelle Therapie durch Umsetzen oder Reduktion der Medikamente erfolgen.

Tabelle 7: Symptomatische Therapie der distal-symmetrischen, HIV-assoziierten Polyneuropathie.

Symptomatische Therapie	Unerwünschte Wirkungen	Probleme
Einfache physikalische Maßnahmen – Vermeidung enger Socken und Schuhe sowie langen Stehens – Wechselduschen, Baden mit Eiswasser	Keine	
Capsaicinliniment 0,05 - 0,075%, 4 x /Tag Einreiben auf die schmerzhaften Areale	Brennen	
Bei Therapieresistenz zusätzlich:		
Konventionelle Analgetika, z.B. ASS 3 x 1.000 mg Paracetamol 3 x 1.000 mg Naproxen 2 x 250 mg möglichst nicht länger als zwei Wochen		Problematisch mit Ritonavir, Naproxen und ASS hemmen Biotransformation von Zidovudin
Bei Therapieresistenz zusätzlich:		
Antikonvulsiva*		
Gabapentin (initial 3 x 100 mg, Steigerung um 300 mg/Tag auf 2.400 mg/Tag), alternativ:	Benommenheit, Übelkeit	Mit ddI, ddC gegebenenfalls pankreastoxisch
Carbamazepin (3 x 100 mg/Tag initial, Steigerung pro Woche um 200 mg bis auf 800 - 1.200 mg/Tag)	Müdigkeit, Benommenheit, vermehrt in Kombination mit ddC	↓ Plasmaspiegel von Indinavir, Saquinavir, Delaviridin. Nicht in Kombination mit Ritonavir, Nelfinavir!
Bei Therapieresistenz weiter zusätzlich:		
Kombination mit Thymoleptika*, z.B. Amitriptylin (3 x 25 mg) Trazodon (initial 50 mg/Tag zur Nacht, langsame Dosierungssteigerung über zwei bis vier Wochen auf 200 mg/Tag).	z.B. Sedierung, Mundtrockenheit	Spiegel erhöht durch Ritonavir, Abacavir kann Amitriptylinspiegel erhöhen
Fluoxetin (20 - 60 mg)	Sedierung	Mit Efavirenz vermehrte Sedation
Weitere Möglichkeiten:		
Retardiertes Morphin 2 x 10 mg, langsam steigernd bis 3 x 50 mg	Sedation, Übelkeit, Obstipation, Miktionsstörung	Mit Efavirenz oft Sedation
Cave: Interaktionen mit antiretroviraler Therapie!		

*Erstmedikation grundsätzlich 30 Minuten vor dem Schlafengehen, da »Nebenwirkungen« durchschlafen werden und die Nachtruhe wiederhergestellt wird. Aufklärung, dass bis zum Wirkungseintritt oft ein bis zwei Wochen vergehen.

Der Zeitraum bis zum Auftreten einer medikamentös-toxisch induzierten Polyneuropathie beträgt zwei bis fünf Monate, die Rückbildung nach Absetzen der auslösenden Substanzen, die nicht bei allen Patienten eintritt, kann bis zu sechs Monate in Anspruch nehmen.

Meistens tritt durch ddC, ddI und d4T eine axonale Schädigung ein.

HIV-unabhängige Erkrankungen, die eine Polyneuropathie verursachen, sind immer mit zu berücksichtigen (z.B. Diabetes mellitus, Vitaminmangel, Alkoholkonsum).

Differentialdiagnose

Primär ist an die anderen bereits besprochenen Polyneuropathieformen zu denken. Eine HIV-assoziierte Polymyositis oder eine AZT-induzierte Myopathie kann initial mit einer Polyneuropathie verwechselt werden.

Verlauf

Die distal-symmetrische, HIV-assoziierte Polyneuropathie verläuft chronisch progredient.

7. Fallbeispiel

Verlauf einer distal-symmetrischen HIV-assoziierten Polyneuropathie

Der 32 Jahre alte Patient hatte sich seine HIV-Infektion durch Substitutionstherapie bei Hämophilie A zugezogen. Sieben Jahre nach laborchemischer Sicherung der HIV-Infektion wurden erstmals Parästhesien der Zehenspitzen beidseits angegeben. Aus Tabelle 8 geht der individuelle Verlauf klinischer und neurophysiologischer Parameter hervor.

Eine symptomatische Therapie erfolgte mit Carbamazepin, Mexiletin, Amitriptylin und Tradozon. Der Me-

Tabelle 8: Verlauf klinischer und neurophysiologischer Parameter bei distal-symmetrischer HIV-assoziierter Polyneuropathie (7. Fallbeispiel).

	Start	+ 12 Monate	+ 25 Monate	+39 Monate
Leitgeschwindigkeit N. peronaeus (m/sec)	52,3	48,6	33,2	20,1
N. suralis (m/sec)	48,3	35,4	Kein Potential ableitbar	Kein Potential ableitbar
Klinische Befunde	Parästhesien der Beine	Parästhesien, Reflexverlust der Beine	Parästhesien, Hypästhesien. Reflexverlust der Arme und Beine, Pallhypästhesie der Beine	Parästhesien, Hypästhesien, Reflexverlust der Arme und Beine, Pallhypästhesie der Beine, autonome Störungen der Beine, leichte Fußheberparese, spinale Ataxie

dikamentenwechsel war aufgrund von Nebenwirkungen wie Müdigkeit bzw. Allergien oder Interaktionen mit der antiretroviralen Therapie vorgenommen worden. Als zusätzliche neurologische Diagnose fand sich eine leichte HIV-assoziierte Enzephalopathie.

Pathogenese

Zur distal-symmetrischen, HIV-assoziierten Polyneuropathie bestehen zahlreiche Untersuchungen, trotzdem ist die Pathogenese bis heute weitgehend ungeklärt und wird kontrovers diskutiert. Neben direkten Effekten des HI-Virus im peripheren Nervensystem kommt sicherlich auch einer Malnutrition Bedeutung zu. Hyperresponsiven Makrophagen und der Produktion neurotoxischer Zytokine (TNF α, Interleukin-$_1$) sowie der verminderten Produktion von Wachstumsfaktoren wird ein hoher pathogenetischer Stellenwert eingeräumt. Es wird angenommen, daß eine Schädigungskaskade besteht, deren Teilkomponente nur unvollständig identifiziert sind. Mechanismen der T-Zell-Apoptose scheinen jedoch keine Bedeutung zu haben (Schneider C. 1999).

HIV-assoziierte Myopathien

Die beiden wichtigsten HIV-assoziierten Myopathien sind die HIV-assoziierte Polymyositis und die Zidovudin-induzierte Myopathie. Oft werden Myopathien durch die klinische Symptomatik der anderen primären Neuromanifestation überdeckt, insbesondere treten klinische Verwechslungsmöglichkeiten mit Polyneuropathien auf. Myopathien können zu jedem Zeitpunkt während der HIV-Infektion entstehen; unter der inzwischen üblichen Dosierung von 500 mg Zidovudin pro Tag ist die Inzidenz gesunken.

Tabelle 9 gibt einen Überblick über Myopathien während der HIV-Infektion (Husstedt I.W. 1998, Malessa R. 1999, Deutsche Neuro-AIDS-Arbeitsgemeinschaft 1999, Harrison M.J.G. 1995, Husstedt I.W., von Giesen H.J. et al. 1998).

HIV-assoziierte Polymyositis

Die HIV-assoziierte Polymyositis ist insgesamt relativ selten, vermutlich zwei bis drei Prozent aller HIV-Infizierten erkranken an einer Polymyositis.

Primäre HIV-assoziierte Myopathien	Sekundäre HIV-assoziierte Myopathien
Polymyositis (häufigste Form)	AZT-Myopathie (relativ häufig)
Nemaline Myopathie (selten)	Myopathie bei Vaskulitis (selten)
Vakuoläre Myopathie (selten)	Lymphom-Infiltration (selten)
Einschlußkörperchen-Myositis (selten)	Erregerbedingte Myositiden (selten)
	Arzneimittel-induzierte Rhabdomyolysen (selten)

Tabelle 9: Einteilung der HIV-assoziierten Myopathien.

Klinische Befunde

Typisch sind unter Belastung zunehmende Muskelschmerzen, meistens proximal betont, die Oberschenkelmuskulatur ist bevorzugt betroffen. Leichte, eventuell mittelgradige Paresen treten erst nach Wochen auf und sind chronisch progredient. Muskelatrophien entstehen parallel, bevorzugt ebenfalls proximal.

Diagnostische Verfahren

Eine Erhöhung der Kreatinkinease auf das sechs- bis zehnfache der Norm ist typisch, leichtere Erhöhungen der Kreatinkinase bestehen jedoch bei vielen Patienten mit HIV-Infektion.

Abbildung 23 stellt einen typischen elektromyographischen Befund bei HIV-assoziierter Myopathie dar.

Spontanaktivität, verkürzte und niedrigamplitudige Potentiale motorischer Einheiten, ein frühes, dichtes Interferenzmuster können die Diagnose sichern, zur eindeutigen Bestätigung muss eine Muskelbiopsie durchgeführt werden.

Therapie

Leichte Formen können versuchsweise mit nicht-steroidalen Antirheumatika behandelt werden, ansonsten ist eine Intervalltherapie mit Prednison, z.B. 100 mg/Tag über vier Wochen, indiziert, danach kann langsam ausgeschlichen werden. Bei Therapieversagen können Immunglobuline (siehe Seite 8 und 33), mit Erfolg eingesetzt werden, eventuell als Ultima ratio eine Plasmapherese.

Differentialdiagnose

Zu berücksichtigen sind toxische Myopathien, z.B. durch Zidovudin, die Myopathie bei Wasting-Syndrom sowie die Alkoholmyopathie. Eventuell bestehen auch mehrere Myopathieformen gleichzeitig (Abb. 24).

Verlauf und Prognose

Oft wird eine Remission unter konsequenter medikamentöser Therapie erreicht.

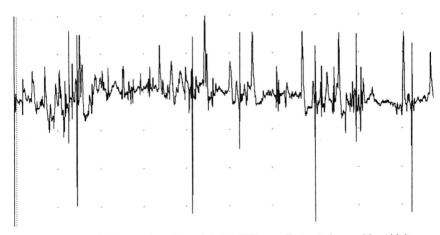

Abb. 23: Myopathisch veränderte Potentiale bei HIV-assoziierter Polymyositis. Ableitung aus dem M. tibialis anterior (Zeit 50 msec/div, Verstärkung 0,05 mV/div).

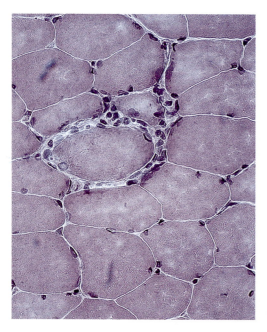

Abb. 24 a, b:
HIV-Myositis (oben) mit interstitiellen Infiltraten um zwei Muskelfasern, die subsarkolemmale Ablagerungen enthalten (HE, 100 x).
HIV-Myositis (unten) mit zidovudininduzierter Myopathie (NADH, 100 x).
Zwei Muskelfasern mit subsarkolemmal vermehrter Enzymaktivität, die sog. »AZT fibers« entsprechen.
(Prof. Dr. S. Zierz, Martin-Luther-Universität Halle-Wittenberg).

◀ Abb. 24 a

◀ Abb. 24 b

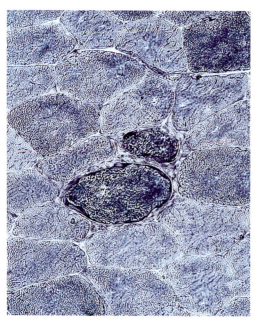

Myopathie unter Zidovudin

Die Inzidenz dieser Myopathieform hat wohl abgenommen. Bei früheren höheren Tagesmengen von 1.000 bis 1.500 mg Zidovudin wurde diese Myopathie häufiger beobachtet.

Die klinischen Befunde und das diagnostische Vorgehen entspricht dem der HIV-assoziierten Polymyositis (siehe Seite 42). Die Ck ist allerdings nicht so ausgeprägt erhöht.

Zidovudin sollte abgesetzt oder umgesetzt werden, wenn dies aus der Gesamtkonstellation vertretbar ist; zumindest ist eine Reduktion auf z.B. 3 x 100 mg/Tag vorzunehmen (Schielke E. für die Deutsche Neuro-AIDS-Arbeitsgemeinschaft 2000). Wenn hierdurch keine Besserung erzielt wird, kann auch ein Versuch mit Prednison – wie bei der Polymyositis – erfolgen.

Differentialdiagnostisch sind eine toxische Myopathie, Myopathien bei Wasting sowie Alkoholmyopathien abzugrenzen.

Nach Auslassen der neurotoxischen Medikation tritt meistens eine Besserung innerhalb von vier bis sechs Wochen ein.

II Sekundäre Neuromanifestationen

Einleitung. Häufigkeit, klinische Befunde, diagnostische Verfahren, Differentialdiagnose, Therapie und Verlauf HIV-assoziierter opportunistischer Infektionen. Zerebrale Toxoplasmose. Tuberkulöse Meningoenzephalitis. Progressive multifokale Leukenzephalopathie. Neuro-Lues. Kryptokokken-, CMV- und Herpes-simplex-Meningoenzephalitis. Seltenere opportunistische Infektionen. HIV-assoziierte Malignome: systemische periphere sowie primär zerebrale Lymphome und Kaposi-Sarkom. Schlaganfälle und transiente ischämische Attacken. Spezielle neurologische Probleme bei HIV-Infizierten: epileptische Anfälle, depressive Syndrome und Kopfschmerzen. Zur Liquoranalyse. Literatur. Zusammenfassung.

Einleitung

Als sekundäre Neuromanifestationen werden Erkrankungen des Nervensystems bezeichnet, die als Folge der HIV-induzierten progredienten Immunmangelschwäche entstehen. Bis zu 50 Prozent aller Patienten mit einer HIV-Infektion sind davon betroffen, bei bis zu zehn Prozent manifestiert sich AIDS mit einer neurologischen opportunistischen Infektion.

Wichtige sekundäre Neuromanifestationen sind opportunistische Infektionen, Tumoren und in zunehmendem Maße Schlaganfälle. Gerade für sekundäre Neuromanifestationen bestehen Besonderheiten, deren Kenntnisse für ein rasches, effektives diagnostisches und therapeutisches Vorgehen entscheidend sind. Das Auftreten der meisten Komplikationen korreliert mit dem Ausmaß der Immunschwäche bzw. mit dem Stadium der HIV-Infektion. Die rasche Änderung des psychischen und neurologischen Status mit fokalen, neurologischen Herdsymptomen weist auf sekundäre Neuromanifestationen hin. Bei primären Neuromanifestationen dagegen bestehen in typischer Weise nur selten fokalneurologische Ausfälle und die klinische Symptomatik ist langsam progredient. Letztlich ist die HIV-induzierte progrediente Immunschwäche nicht nur ursächlich für das Auftreten sekundärer Neuromanifestationen, sie induziert auch Alterationen sämtlicher Untersuchungsergebnisse im Vergleich zu immunkompetenten, nicht HIV-infizierten Patienten. Opportunistische Infektionen des zentralen Nervensystems können ohne Meningismus und ohne Pleozytose im Liquor verlaufen, Titeranstiege können ausbleiben und die typische Kontrastmittelanreicherung entzündlicher Herde in der Kernspin- bzw. Computertomographie fehlen.

Sekundäre Neuromanifestationen

Primäre und sekundäre Neuromanifestationen der HIV-Infektion treten oft gleichzeitig auf, so dass im CDC-Stadium C 3 eine HIV-assoziierte Enzephalopathie, eine Polyneuropathie und eine progressive multifokale Leukenzephalopathie zeitgleich bestehen können. Die sorgfältige klinische Untersuchung und Anamneseerhebung sind die Basis, um zwischen primären und sekundären Neuromanifestationen zu differenzieren. Oft bestehen Interaktionen zwischen Neuromanifestationen, anderen Erkrankungen, medikamentösen und metabolischen Faktoren. So kann z. B. eine Pneumonie mit Fieber von einer Somnolenz und epileptischen Anfällen begleitet sein. Diese komplexen Zusammenhänge müssen differenziert werden und erfordern ein ganzheitliches Verständnis der Diagnostik und Therapie.

Im Folgenden werden die HIV-assoziierten sekundären Neuromanifestationen dargestellt. Die Angaben zur Überlebenszeit nach erfolgreicher Behandlung entsprechender Infektionen betreffen die Ära vor der antiretroviralen Kombinationsbehandlung. Unter der heute üblichen HAART (highly active antiretroviral therapy) werden längere Überlebenszeiten beobachtet, deren Evaluierung noch nicht abgeschlossen ist.

HIV-assoziierte opportunistische Infektionen

Opportunistische Infektionen entwickeln sich aufgrund der verschlechterten zellulären Immunabwehr und der abnehmenden spezifischen humoralen Immunantwort auf Antigene. Im Vergleich zu Immunkompetenten sind die Verläufe von Meningitiden und Enzephalitiden bei HIV-Infizierten nicht so charakteristisch. Hierdurch können differentialdiagnostische Schwierigkeiten entstehen, insbesondere, wenn zudem typische zerebrale strukturelle Läsionen mit neuroradiologischen Methoden nicht nachweisbar sind.

Aufgrund der schlechten Ausgangssituation bei opportunistischen zerebralen Infektionen ist es sinnvoll, rasch nach der klinischen Gesamtkonstellation zu behandeln und nicht Tage bis zum Eintreffen irgendwelcher Untersuchungsergebnisse verstreichen zu lassen.

Zerebrale Toxoplasmose
Häufigkeit

Die zerebrale Toxoplasmose ist die häufigste opportunistische Infektion und mit Abstand am besten zu behandeln. Die zerebrale Toxoplasmose stellt bei AIDS-Patienten in den meisten Fällen eine Reaktivierung einer früheren, oft inapparent verlaufenen Infektion dar. Die Wahrscheinlichkeit an einer zerebralen Toxoplasmose zu erkranken, wird für antikörperpositive Patienten mit 28 Prozent angegeben. Die Durchseuchung in der Bevölkerung mit Toxoplasma gondii beträgt bei Erwachsenen mittleren Alters 73 Prozent. Meistens manifestiert sich die zerebrale Toxoplasmose bei einer CD4+-Zellzahl unter 100/μl. Die Primärprophylaxe und die verbesserte antiretrovirale Therapie haben dazu geführt, dass die Toxoplasmose zahlenmäßig deutlich zurückgegangen ist.

Klinische Befunde

Rasch einsetzendes Fieber, Kopfschmerzen, Meningismus und epileptische Anfälle stellen eine typische Initialsymptomatik dar. Eine sensomotorische Hemiparese (z.B. halbseitig angeordnete Lähmungen) findet sich bei den meisten Patienten, wie auch eine psychomotorische Verlangsamung, ein paranoid-halluzinatorisches Syndrom, Somnolenz und Koma.

Diagnostische Verfahren

Die zerebrale Computertomographie zeigt singuläre Läsionen bei 30 Prozent der Betroffenen, eine ringförmige Kontrastmittelanreicherung bei bis zu 90 Prozent. Nur bei wenigen Patienten findet sich kein »Enhancement« oder ein inhomogenes. Vor jeder Lumbalpunktion sollte eine neuroradiologische Abklärung erfolgen, um keine intrakranielle Druckerhöhung zu übersehen. Die Magnetresonanztomographie mit Gadolinium-DTPA ist wesentlich sensitiver und stellt oft Läsionen dar, die in der Computertomographie nicht entdeckt werden können (Abb. 1 und 2: typische neuroradiologische Befunde in der Kernspin- und Computertomographie).

Die Liquoranalyse ergibt bei 50 Prozent der Patienten eine Pleozytose. Eine Gesamtproteinerhöhung wird bei 60 bis 70 Prozent gefunden. Die Glukose im Liquor ist bei einigen Patienten herabgesetzt im Vergleich zu den Werten im Serum. Die Toxoplasmose-PCR im Liquor ist hilfreich, weist jedoch eine relativ schlechte Sensitivität auf, die bei bereits begonnener Therapie und auch während einer Primärprophylaxe noch geringer ist. Zusätzlich zur Diagnose einer Toxoplasmose dient die Liquoranalyse auch dem Ausschluss anderer opportunistischer Infektionen. Das Resultat der Liquoranalyse kann jedoch trotz nachgewiesener Toxoplasmose unauffällig sein. Die typischen Verfahren der Serologie (Anstieg der Antikörper-Titer bzw. das Auftreten von IgM-Antikörpern im Serum), können wenig aussagekräftig sein, da aber nahezu alle Patienten mit einer Toxoplasmose Antikörper der IgG-Klasse gegen diesen Erreger im Serum haben, ist die Durchführung einer Toxoplasmose-Serologie notwendig.

Therapie

Der sofortige Beginn einer Kombinationstherapie ist bereits bei begründetem Verdacht auf eine zerebrale Toxoplasmose indiziert. Einen Standard stellt eine Kombinationstherapie dar, Dosierungsangaben sind in der Literatur nicht einheitlich.

Folgende Kombination ist allgemein akzeptiert:

- Pyrimethamin: initial am 1. Tag 200 mg, anschließend 100 mg/Tag
- Sulfadiazin: 4 mal 1,0-1,5 g/Tag oral
- Folinsäure: 15 mg/Tag

Die Therapie wird solange fortgeführt, bis kein Abszess mehr nachweisbar ist.

Sekundäre Neuromanifestationen

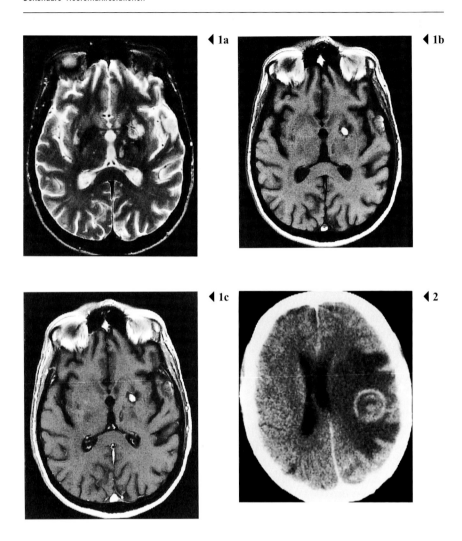

Abb. 1a,b,c: Neue und alte Toxoplasmoseherde bei einem 35 Jahre alten Patienten im Stadium CDC 3 C. MRT T_2-, T_1-gewichtete mit und ohne Gd-DTPA. Rundliche Signalanhebungen im T_2-Bild in den Stammganglien **(a)**, der linksseitige Herd mit einer Signalanhebung im nativen T_1-Bild **(b)** ohne Signalveränderungen nach Gd-DTPA **(c)** entspricht einem alten Toxoplasmoseherd, der rechtslaterale anreichernde Herd einem neuen.
Die Signalanhebung in alten Toxoplasmoseherden findet sich oft bei größeren Herden, die fehlende Anreicherung zeigt, dass der Herd alt ist. Hier kann ursächlich eine Verkalkung vorliegen.
Abb. 2: Zerebrale Toxoplasmose im Computertomogramm mit Kontrastmittel; periventrikuläre Kontrastmittel-aufnehmende ringförmige Läsion. Die Mittellinie ist bereits verlagert und führt zur Kompression des gegenüberliegenden Ventrikels.

Als Alternativen bei der Behandlung der zerebralen Toxoplasmose bei Allergien und Unverträglichkeiten gelten:

- Clindamycin 4 x 600 mg/Tag in Kombination mit
- Sulfamethoxazol (50 mg/kg KG/Tag) und
- Folinsäure 10 mg/Tag.

Weitere therapeutische Alternativen bei zerebraler Toxoplasmose sind (Husstedt IW et al. 1999):

- Azitromycin: 1 mal 1,5 g/Tag
- Atovaquone: 3 mal 1000 mg/Tag
- Claritromycin: 2 mal 1 g/Tag
- Dapson: 2 mal 100 mg/Tag
- Spiramycin: 6 Mio. I. E./Tag

Eine zusätzliche Behandlung mit Glukokortikoiden ist primär nicht indiziert. In Fällen von sehr großen Läsionen mit Hirndruck und Raumforderung und bei drohender Herniation ist eine Therapie z.B. mit Dexamethason 4 x 4 -10 mg/Tag zwingend notwendig. Darüber hinaus kann auch Mannit verwandt werden. Zur Therapie epileptischer Anfälle siehe »Spezielle neurologische Probleme bei HIV-Infektion und AIDS«.

Eine Optimierung der antiretroviralen Therapie in Kooperation mit den internistischen Kollegen ist sinnvoll. Nach Ausheilung der Toxoplasmose muss lebenslang eine Sekundärprophylaxe durchgeführt werden, weil sonst innerhalb kurzer Zeit nach dem Therapieende (4 bis 8 Wochen) Rezidive auftreten. Bewährt hat sich eine Kombination aus Pyrimethamin 50 mg/Tag mit Sulfadiazin 1.000 mg/Tag und Folinsäure 3 x 15 mg/Woche. Weitere Alternativen stellen Clindamycin und Atovaquone dar. Ob bei einer Stabilisierung der CD4+-Zellzahl auf über 200/µl und engmaschiger Kontrolle auf eine Sekundärprophylaxe verzichtet werden kann, ist nicht sicher geklärt.

1. Fallbeispiel

Zerebrale Toxoplasmose als sekundäre Neuromanifestation

Die 27 Jahre alte Patientin wurde wegen eines fieberhaften Infektes mit Temperaturen bis 39° C stationär aufgenommen. Die HIV-Infektion war seit 1994 bekannt. Eine antiretrovirale Kombinationstherapie hatte die Patientin vier Monate vor der stationären Aufnahme abgesetzt.

Die weitere Diagnostik ergab eine Streptokokkenpneumonie links basal, die gut ausheilte. Die CD4+-Zellzahl betrug 24/µl. Bei der Entlassung wurde eine Therapie u.a. mit Combivir, Crixivan, Bactrim und Diflucan vereinbart. Der Neurostatus war zum Entlassungszeitpunkt unauffällig.

Fünf Monate später erfolgte eine notfallmäßige stationäre Aufnahme, weil nachts ein generalisierter epileptischer Anfall mit Zungenbiss und Miktion aufgetreten war. Die klinisch-neurologische Untersuchung ergab eine Hemianopsie nach rechts sowie eine brachiofazial betonte Hemiparese rechtsseitig. Die Anamnese ergab, dass bereits zwei Tage vorher mindestens fünfmal fokale motorische epileptische Anfälle des rechten Armes aufgetreten waren, die über mehrere Minuten anhielten.

Eine Kernspintomographie des Kopfes zeigte eine links am Sulcus centralis und an der Mantelkante gelegene kontrastmittelaufnehmende Raumforderung mit leichter Verlagerung der Mittellinie. In der Umgebung fand sich eine homogene Signalintensitätsminderung des Marklagers in der T_1-Wichtung und eine Signalintensitätssteigerung in der T_2-Wichtung. Da keine zentrale Nekrose nachweisbar war, wurde die Verdachtsdiagnose einer zerebralen Toxoplasmose gestellt und differentialdiagnostisch primär ein zerebrales Lymphom erwogen (Abb. 3 a, b).

Unter der sofortigen Wiederaufnahme der antiretroviralen Therapie und einer Standardtherapie der Toxoplasmose bildete sich die Hemiparese und die Hemianopsie innerhalb von 14 Tagen zurück. Die epileptischen Anfälle wurden mit Gabapentin (3 x 600 mg) behandelt. Nach 20-tägiger Toxoplasmose-Therapie und klinischer Besserung verließ die Patientin gegen ärztlichen Rat die Klinik.

Zwei Monate später wurde die Patientin nach einem primär fokalen und sekundär generalisierten epileptischen Anfall erneut stationär aufgenommen. Die antiretrovirale Therapie und die Medikation gegen die Toxoplasmose sowie die Antiepileptika waren seit zirka vier Wochen nicht eingenommen worden.

Klinisch-neurologisch war die ausgeprägte Hemiparese rechts nur noch durch eine geringgradige Absinktendenz und Bradydysdiadochokinese nachweisbar. Die Toxoplasmose-Therapie, die antiepileptische und antiretrovirale Behandlung wurden wieder aufgenommen. Die erneut durchgeführte Kernspintomographie zeigte eine wesentliche Reduktion des Toxoplasmose-Herdes (Abb. 3c, d). Die Liquoruntersuchung ergab 23/3 Lymphozyten bei leicht erhöhtem Gesamteiweiß und IgG, die Glukose im Liquor war normwertig, eine PCR auf Toxoplasmose aus dem Liquor zeigte kein positives Resultat. Im Elektroenzephalogramm fanden sich epilepsietypische Potentiale. Das positive Ansprechen auf die Toxoplasmose-Therapie (klinisch sowie neuroradiologisch) und die Überlebenszeit lassen ein primär zerebrales Lymphom als sehr unwahrscheinlich erscheinen.

Differentialdiagnose

Differentialdiagnostisch ist das primär zerebrale Lymphom vorrangig zu berücksichtigen, welches im allgemeinen jedoch bei noch niedrigeren CD4+-Zellzahlen/μl auftritt (Clifford BD, 1999).

Die stereotaktische Biopsie ist in Fällen mit uncharakteristischen neuroradiologischen Läsionen, atypischem klinischen Verlauf und rascher Progredienz indiziert. Gelegentlich ist erst

HIV-assoziierte opportunistische Infektionen

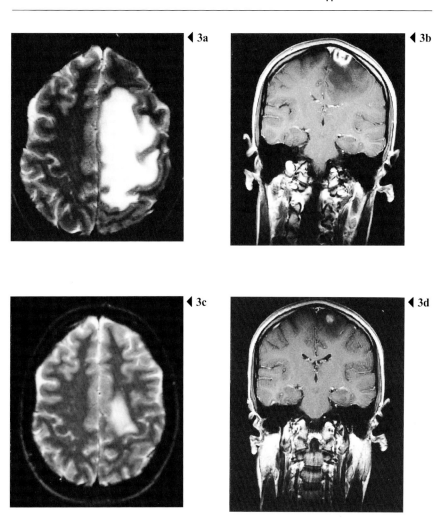

Abb. 3a-d: Kernspintomographie zum Fallbeispiel Nr. 1. Axiale und koronare T_1-gewichtete Aufnahme nach Gd-Applikation. Die inneren und äußeren Liquorräume sind normal weit, der linke Seitenventrikel ist etwas verdrängt und es findet sich linksseitig an der Mantelkante direkt neben dem Sulcus centralis eine zirka 2 cm durchmessende kontrastmittelaufnehmende Struktur. In der Umgebung zeigt sich eine homogene deutliche Signalintensitätsminderung des Marklagers **(a,b)**. Die entsprechenden Sequenzen nach inkompletter Therapie zirka zwei Monate später zeigt eine Größenreduktion der Läsionen mit einer Abnahme der Ausdehnung der Signalintensitätsminderung. In Anbetracht des klinischen Verlaufs erscheint nun auch trotz der ungewöhnlichen Lokalisation eine Toxoplasmose aus neuroradiologischer Sicht am wahrscheinlichsten **(c, d)**.

durch die stereotaktische Biopsie und neuropathologische Untersuchung eine Diagnose möglich. Abb. 4 (a,b) zeigt ein typisches neuropathologisches Bild einer zerebralen Toxoplasmose bei einem Patienten im fortgeschrittenen AIDS-Stadium.

Verlauf und Prognose

Bei unkomplizierten Verläufen ist bereits mit einem Ansprechen auf die Therapie innerhalb von 1 bis 2 Wochen zu rechnen, eine Ausheilung kann nach 6 bis 8 Wochen erreicht werden. Die mittlere Überlebenszeit betrug nach erfolg-

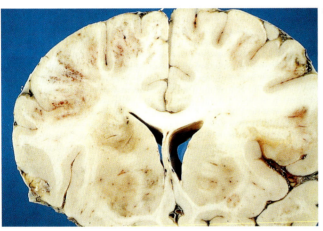

◀ 4a

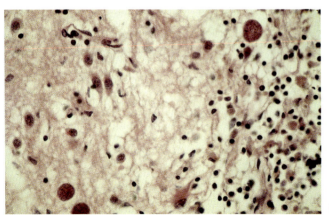

◀ 4b

Abb. 4a,b: Diffuse Toxoplasmose mit Befall von Stammganglien und Herden an der Markrindengrenze **(a)** sowie bizarren Astrozyten und drei Toxoplasmenzysten mit zahlreichen intrazystischen Toxoplasmen **(b)** (a, e 128-fach) (Prof. Dr. Paulus, Institut für Neuropathologie der Westfälischen Wilhelms-Universität Münster).

reich therapierter zerebraler Toxoplasmose vor Einführung der antiretroviralenh Therapie fast ein Jahr, in Einzelfällen bis zu fünf Jahren (eigene Beobachtung der HIV-Ambulanz, Klinik und Poliklinik für Neurologie der Westfälischen Wilhelms-Universität Münster).

Tuberkulöse Meningoenzephalitis

Häufigkeit

Infektionen mit dem Mycobacterium tuberculosis gewinnen zunehmende Bedeutung bei Patienten mit HIV-Infektionen. HIV-infizierte weisen im Vergleich zur Normalbevölkerung eine wesentliche höhere Erkrankungsrate auf. Bei 90 Prozent tritt eine tuberkulöse Meningoenzephalitis bei CD4+-Zellzahlen unter 100/ μl auf.

Klinisches Bild

Fieber und Kopfschmerzen sind typische Befunde, weiter treten Hirnnervenausfälle, Sehstörungen und Stauungspapillen, epileptische Anfälle und Veränderungen der Bewusstseinslage mit formalen und inhaltlichen Denkstörungen auf. Der Hydrocephalus occlusus stellt eine befürchtete Komplikation dar.

Diagnostische Verfahren

Computertomographisch lässt sich ein meningeales Enhancement als neuroradiologisches Äquivalent der basalen Meningitis bei bis zu 20 Prozent nachweisen, fokale Läsionen und ein ringförmiges Enhancement als Hinweis auf Tuberkulome – nach der Literatur – bei bis zu 50 Prozent (diese Ergebnisse stammen jedoch von relativ kleinen Patientenkollektiven). Abbildung 5 zeigt ein ausgeprägtes meningeales Enhancement bei tuberkulöser Meningitis (a) sowie das korrespondierende mittelgradig allgemeinveränderte Elekroenzephalogramm (b). Auf Abbildung 6 ist ein tuberkulöser Abszess bei einem 35-jährigen Patienten im AIDS-Stadium mit und ohne Kontrastmittel-Gabe zu sehen.

Klinisch-neurophysiologische Untersuchungen können Funktionsstörungen nachweisen, die jedoch wie bei allen anderen primären und sekundären Neuromanifestationen keine ätiologische Zuordnung erlauben.

Die Liquoranalyse ergibt bei tuberkulöser Meningoenzephalitis eine überwiegend lymphozytäre Pleozytose mit einem großen Anteil von Granulozyten, der bis zu 50 Prozent betragen kann. Das Gesamtprotein ist erhöht, die Glukose im Liquor stark erniedrigt, das Laktat verhält sich umgekehrt proportional zum Abfall der Glukosekonzentration. Die PCR gehört zu den Standardverfahren und wiederholte Liquoruntersuchungen rücken die Verlässlichkeit der PCR an die 100-Prozent-Grenze. Der mikroskopische Nachweis von Mykobakterien im Liquor gelingt nur selten. Beweisend ist der kulturelle Nachweis von Mycobacterium tuberkulosis im Liquor. Bei Verdacht auf tuberkulöse Abszesse kann eine stereotaktische Biopsie sinnvoll sein.

Therapie

Bereits bei Verdacht auf tuberkulöse Meningoenzephalitis sollte mit einer tu-

Sekundäre Neuromanifestationen

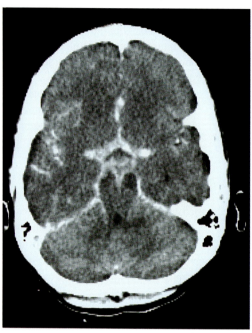

◀ 5a

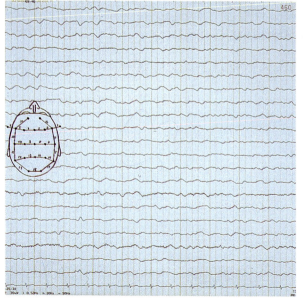

◀ 5b

Abb. 5a,b:
Ausgeprägtes meningeales Enhancement bei tuberkulöser Meningitis im Computertomogramm nach Kontrastmittel-Gabe **(a)**, das korrespondierende Elektroenzephalogramm ist mittelgradig allgemeinverändert **(b)**.

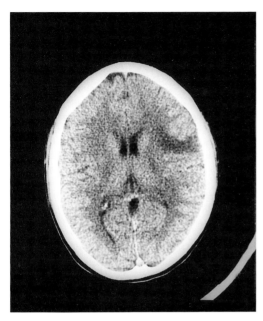

Abb. 6a,b:
Tuberkulöser Abszess links frontotemporal bei einem 35-jährigen Patienten im AIDS-Stadium **(a)**
sowie mit ausgeprägtem Enhancement nach Kontrastmittel-Gabe **(b)**.

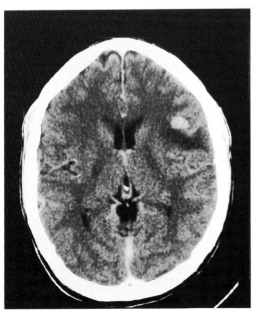

berkulostatischen Kombinationsbehandlung (4- bis 5-fach) begonnen werden. Die Standardtherapie besteht aus z.B. Ethambutol (25 mg/kg; maximale Tagesdosis 2 g), Isoniazid (5 mg/kg/Tag; maximale Tagesdosis 0,3 g), Pyrazinamid (20-30 mg/kg/Tag; maximale Tagesdosis 2,5g) und Rifampicin (10 mg/kg/Tag; (maximale Tagesdosis 0,5 g) sowie Streptomycin (15 mg/kg/Tag; maximale Tagesdosis bis 1,0 g).

Bei schwerem Verlauf, ausgeprägten neurologischen Läsionen und bei Bewusstseinsstörungen ist eine zusätzliche Dexamethason-Therapie (3 x 8 mg/Tag) indiziert. Tuberkulostatische Ausweichpräparate sind im Falle von Allergien: Protionamid (20 mg/kg/Tag; maximale Tagesdosis 0,6 g) und Rifabutin (5 mg/kg/Tag; maximale Tagesdosis 0,4 g). Bei der Behandlung mit Isoniazid wird Pyridoxin (100 mg/Tag, oral) empfohlen, um einer Polyneuropathie vorzubeugen. Unter Liquorkontrollen erfolgt die 4- bzw. 5-fach-Kombinationstherapie zunächst über einen Zeitraum von drei Monaten. Anschließend wird das Therapieregime auf zwei bis drei Medikamente reduziert (drei Monate). Nach Ausheilung der Meningitis ist bei Patienten, deren CD4-Zellzahl dauerhaft unter 100/µl liegt, eine Sekundärprophylaxe mit Isoniazid und Pyridoxin zu empfehlen (siehe Kap. III.12 »Infektionen durch Mykobakterien bei HIV-infizierten Patienten«).

Differentialdiagnose

Differentialdiagnostisch ist das gesamte Spektrum opportunistischer Infektionen, bevorzugt jedoch die Kryptokokkose, Nokardiosen, atypische Mykobakterien und eine Meningeosis leucaemica zu erwägen.

Verlauf und Prognose

Der Verlauf einer tuberkulösen Meningoenzephalitis ist bei Patienten mit HIV-Infektion schwerer als bei Immunkompetenten. Eine Ausbreitung in die spinalen Meningen mit Querschnittssymptomatik ist möglich. Die Letalität der tuberkulösen Meningoenzephalitis wird mit zirka 20 Prozent angegeben, wobei eine verzögerte Behandlung und ein weit fortgeschrittenes AIDS-Stadium auf eine schlechte Prognose hindeuten. Eine wichtige neurologische Komplikation der tuberkulösen Meningitis ist der Hydrocephalus occlusus, der durch externe Liquordrainage therapiert werden muss. Als Hinweise auf einen Hydrocephalus gelten plötzliche Verschlechterungen der Bewusstseinslage und Hirndruckzeichen.

Progressive multifokale Leukenzephalopathie

Häufigkeit

Etwa 80 bis 90 Prozent der Bevölkerung haben Antikörper gegen das Polyoma-Virus JC. Die mit diesem Erreger assoziierte progressive multifokale Leukenzephalopathie (PML) tritt bei zirka vier bis fünf Prozent aller HIV-Infizierten auf (Clifford BD, 1999) (Husstedt IW, 1998).

Klinische Befunde

Charakteristische klinisch-neurologische Befunde, die eine Differentialdiagnose gegenüber anderen sekundären Neuromanifestationen ermöglichen, gibt es nicht. Initial bestehen oft Kopfschmerzen, eine Hemiparese, Gesichtsfelddefekte und Dysarthrien. Nur selten entwickelt sich ein erhöhter Hirndruck, auch epileptische Anfälle werden beobachtet. Psychisch fallen hirnorganische Veränderungen mit Merkfähigkeits- sowie Konzentrationsstörungen und Verlangsamung auf.

Diagnostische Verfahren

Die Computertomographie ergibt hypodense, keine Kontrastmittel-aufnehmende Marklagerläsionen, wobei die Rinde meistens ausgespart ist. Die Läsionen treten bevorzugt in parietooccipitaler Lokalisation auf. Die Kernspintomographie ist wesentlich sensitiver. In T_1-gewichteten Aufnahmen zeigen sich homogene hypointense Herde, die den Kortex auszusparen scheinen und von gleicher Ausdehnung in der T_2-Wichtung sind. Raumfordernden Charakter besitzt die progressive multifokale Leukenzephalopathie selten. Abbildung 7 (a-d) zeigt die Entwicklung einer progressiven multifokalen Leukenzephalopathie im Verlauf von etwa zwei Jahren.

Die Liquoranalyse ergibt in der Routineuntersuchung meistens Normalbefunde. Bei 80 Prozent der Patienten lässt sich mittels PCR das JC-Virus nachweisen (Gießen v HJ 1997, Weber T 1994).

Die typischen klinischen Befunde, die neuroradiologischen Ergebnisse sowie die Liquor-PCR-Untersuchungen führen dazu, dass in den meisten Fällen auf eine stereotaktische Biopsie verzichtet werden kann. Bei Vorliegen einer Leukenzephalopathie, die für eine PML untypisch ist, kann sich eine stereotaktische Biopsie zur Differentialdiagnose als unverzichtbar erweisen (siehe Abb. 11 a, b: Seite 23 in Teil I dieses Kapitels. Fallbeispiel Nr. 2). Serologische Untersuchungen sind für die Diagnosestellung kaum hilfreich, weil – wie oben erwähnt – in der Bevölkerung eine hohe Durchseuchung besteht und entsprechende Titer bei den meisten Menschen vorhanden sind (Happe S. 2000).

Therapie

Die PML hat mit einer mittleren postdiagnostischen Überlebenszeit von 3 bis 6 Monaten eine äußerst schlechte Prognose. Bis heute gibt es keine effektive Therapie der PML, Behandlungsversuche an kleineren Kollektiven mit α-Interferon, Didanosin und Arabinosid hatten praktisch keinen Erfolg, auch die Therapie mit Cytarabin ergab in einer Studie keine Wirksamkeit. Wichtig ist die Optimierung der antiretroviralen Therapie zur Verbesserung der Immunitätslage. Erste Einzelfallbeschreibungen über eine Therapie der PML mit Cidofovir (Vistide®) – einem für die Cytomegalie-Retinitis bei Patienten ohne renale Dysfunktion zugelassenem Nukleotid-Analogon – zeigten positive Ergebnisse (Happe S 1999). In der Übersicht zeigte sich, dass bei den bislang in der Litera-

Sekundäre Neuromanifestationen

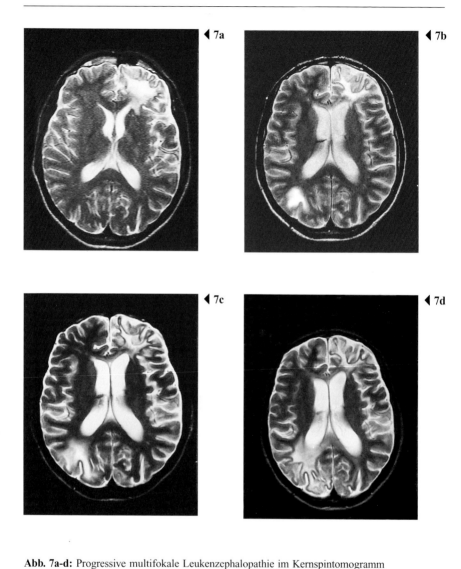

Abb. 7a-d: Progressive multifokale Leukenzephalopathie im Kernspintomogramm (T_2-gewichtet) im Verlauf.
Zwischen den einzelnen Aufnahmen a - d liegen jeweils zirka sechs Monate.
Nach einem initial links frontalen Herd **(a)** finden sich ein occipitaler Herd rechts **(b)**, ein Herd in den Stammganglien links **(c)** sowie nach zirka zwei Jahren occipitale Herde beidseits **(d)**.

tur beschriebenen Fällen unter der Therapie mit Cidofovir bei zirka 73 Prozent positive Resultate zu verzeichnen waren.

Applikationsschema für Cidofovir bei gesicherter progressiver multifokaler Leukenzephalopathie (einmal pro Woche, ab 2. Woche alle zwei Wochen):

8 Uhr	2 g Probenecid oral, zusätzlich 500 mg Paracetamol oral
10 Uhr	1000 ml NaCl i.v. über zirka 1 Stunde plus 10 mg Metoclopramid
11 Uhr	5 mg/kg KG Cidofovir i.v. über Perfusor innerhalb einer Stunde
12 Uhr	1000 ml NaCl i.v. über 2 Stunden
14 Uhr	1 g Probenecid oral
20 Uhr	1 g Probenecid oral

(siehe Empfehlung des Herstellers)

Einen entsprechenden Therapieverlauf stellt Fallbeispiel Nr. 2 dar.

2. Fallbeispiel

Diagnostik, Therapie und Verlauf einer progressiven multifokalen Leukenzephalopathie unter Cidofovir-Therapie

Eine 36-jährige Patientin mit Polytoxikomanie wurde auswärts zur stationären Entgiftungsbehandlung aufgenommen. Anlässlich dieser Behandlung erfolgte die Erstdiagnose einer HIV-Infektion im Stadium CDC C2. Die neurologische Untersuchung ergab eine leichtgradige brachiofazial betonte Hemiparese, psychisch fielen Merkfähigkeits-, Konzentrationsstörungen sowie ein Verlust der affektiven Schwingungsfähigkeit auf, dazu eine Harninkontinenz. Die Symptomatik war progredient und führte innerhalb weniger Wochen zum Verlust der Gehfähigkeit.

Unter einer antiretroviralen Therapie mit Combivir ging die Viruslast von 380.000 c/ml auf weniger als 500 c/ml zurück, die CD4+-Zellen blieben zunächst mit 35/µl konstant. Zur weiteren Abklärung erfolgte eine stationäre Aufnahme in der Neurologischen Universitätsklinik. Dort wurde aus dem klinischen Befund, den kernspintomographischen Untersuchungen, dem positiven Nachweis des JC-Virus im Liquor mittels PCR und durch stereotaktische Biopsie die Erstdiagnose einer progressiven multifokalen Leukenzephalopathie und einer schweren HIV-assoziierten Leukenzephalopathie gestellt (Abb. 11a, b und Abb. 13: siehe Seite 19 f. in Teil I dieses Kapitels). Abbildung 8 stellt den positiven neuropathologischen Nachweis einer PML mittels In-situ-Hybridisierung des JC-Virus dar.

Neurophysiologisch fielen eine ausgeprägte Beeinträchtigung der verbalen und konfiguralen Merkfähigkeit, eine kognitive Verlangsamung, eine reduzierte formale Wortflüssigkeit, eine Beeinträchtigung der räumlich-konstruktiven Leistungen, leichte Defizite bei abstrakten Dingen und beim Urteilsvermögen auf. Auch die testpsychologischen Untersuchungsergeb-

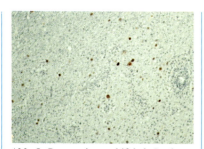

Abb. 8: Progressive multifokale Leukenzephalopathie mit positiver In-situ-Hybridisierung für JC-Virus (Braun in Oligodendrozytenkernen [JC-Virus In-situ-Hybridisierung, 32-fache Vergrößerung]). Hirnbiopsie rechts parietal des Fallbeispieles Nr. 2 (Prof. Dr. W. Paulus, Institut für Neuropathologie der Westfälischen Wilhelms-Universität Münster).

nisse und die verlängerten ereigniskorrelierten Potentiale untermauerten die weitere Diagnose einer schweren HIV-assoziierten Enzephalopathie.

Nach gründlicher Aufklärung und Einverständnis des gesetzlichen Betreuers wurde eine Therapie mit Cidofovir nach dem angegebenen Schema (siehe oben) durchgeführt. Zwei Monate nach Therapiebeginn zeigte sich eine deutliche klinische Besserung, die Patientin war hinsichtlich Person, Ort und Situation scharf, zur Zeit unscharf orientiert. Sie ist mit

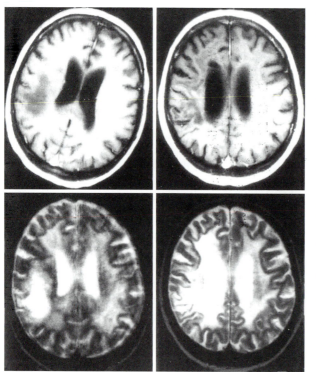

Abb. 9a-d: MRT (oben T_1-gewichtet mit Kontrastmittel, unten T_2-gewichtet) der 36-jährigen Patientin mit AIDS im Verlauf (links von April 1998, rechts von Dezember 1998): großer PML-Herd rechtshemisphärisch (ausgeprägte Signalanhebung in T_2, entsprechendes Areal in T_1 mit Signalminderung), im Verlauf im wesentlichen unverändert, im Dezember jedoch weniger Kontrastmittelanreichernd; begleitend auch bioptisch gesicherte HIV-induzierte Leukenzephalopathie bihemisphärisch (diffuse Marklagerläsionen beidseits mit minimalen T_1-Veränderungen).

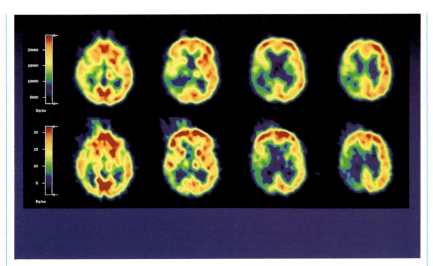

Abb. 10: Hirn-PET (F-18-FDG) der Patientin mit AIDS und PML im Verlauf (Ausgangsbefund obere Zeile, untere Zeile + 6 Monate); verminderter Glukosemetabolismus rechts-hemisphärisch im Bereich des PML-Herdes, der bei Kontrolluntersuchung rückläufig ist.

Rollator selbstständig gehfähig, die Parese bestand weiterhin. Die CD4+-Zellzahl stieg auf 644/µl an, die Viruslast betrug weiterhin < 500 c/ml. Das Kernspintomogramm zeigte eine Abnahme der Kontrastmittelanreicherung (Abb. 9 a-d), im Hirn-PET (Abbildung 10) war ein rückläufiger Glukose-Hypometabolismus nachweisbar. Der Befund blieb im weiteren Verlauf im wesentlichen stabil. Das JC-Virus ließ sich nach 16 Zyklen einer Cidofovir-Therapie im Liquor nicht mehr nachweisen, so dass bei klinisch stabilem Zustand auf die weitere Cidofovir-Behandlung wegen der Nephrotoxität verzichtet wurde. Mit der Patientin wurden 4-wöchige ambulante Kontrollen vereinbart.

Differentialdiagnose

Differentialdiagnostisch müssen alle anderen, strukturelle Läsionen verursachenden sekundären Neuromanifestationen berücksichtigt werden, insbesondere die Toxoplasmose, Lymphome, eine CMV- und EBV-Infektion.

Verlauf

Die progressive multifokale Leukenzephalopathie hat eine mittlere postdiagnostische Überlebenszeit von drei bis sechs Monaten und damit eine sehr schlechte Prognose. In Einzelfällen sind auch Verläufe über zwei Jahre möglich.

Neurolues bei HIV-Infektion

Häufigkeit

Bei bis zu 70 Prozent der HIV-infizierten homosexuellen Männer besteht eine positive Lues-Serologie. Eine Neurolues dagegen tritt nur bei zirka zwei Prozent auf (Berger JR 1991, Mara CM 1997). Eine direkte Korrelation zwischen der Neurolues und dem progredienten Immundefekt scheint nicht zu bestehen. Die asymptomatische Neurolues weist Liquorveränderungen auf, ohne dass klinisch neurologische Auffälligkeiten nachzuweisen sind.

Klinische Befunde

Die Beteiligung der Meningen und Gefäße ist durch Kopfschmerzen, Hirnnervenausfälle, gelegentlich Schlaganfälle und durch einen Hydrocephalus gekennzeichnet. Psychisch treten hirnorganische Veränderungen mit Merkfähigkeits- und Konzentrationsstörungen, formalen und inhaltlichen Denkstörungen auf. Spätformen der Neurolues wie die progressive Paralyse mit Wesensveränderungen, Verwirrtheit, ausgeprägten formalen und inhaltlichen Denkstörungen, Dysarthrien, epileptischen Anfällen und Pupillenstörungen sind bei HIV-Infizierten selten zu beobachten wie auch die Tabes dorsalis mit lanzienierenden Schmerzen, Ataxie und Inkontinenz eine Rarität bei Patienten mit HIV-Infektion darstellt. In der Literatur finden sich auch Einzelfallbeschreibungen über okuläre Manifestationen und Polyradikulitiden.

Diagnostische Verfahren

Neuroradiologische und neurophysiologische Verfahren tragen nur wenig zur Diagnosestellung bei, in seltenen Fällen können kernspintomographisch parenchymale Läsionen nachgewiesen werden. Ein Anstieg der Antikörper-Titer gegen Treponema pallidum bzw. das Auftreten eines positiven VDRL-Testes sind immer Indikationen zur Lumbalpunktion und zur Liquoranalyse. Typisch ist eine lymphozytäre Pleozytose mit bis zu 400/3 Zellen/µl sowie wenigen Granulozyten, dazu eine mäßige Erhöhung des Gesamtproteins. Der VDRL- und der FTA-AbS-Test können im Fall einer frischen Lues-Infektion sowohl im Liquor als auch im Serum negativ sein. Die Sensitivität des VDRL-Testes im Liquor soll 30 bis 70 Prozent betragen (Mara CM et al. 1997).

Bereits bei Verdacht ist eine Therapie indiziert, weil eine Progression zur klinisch-manifesten Neurolues eintreten kann. Die Liquorveränderungen, die durch das Hi-Virus selbst verursacht werden, können differentialdiagnostisch Schwierigkeiten bereiten.

Therapie

Die Indikation zu einer medikamentösen Therapie sollte großzügig gestellt werden, weil die klassischen laborchemischen Verfahren der Lues-Diagnostik bei HIV-infizierten Patienten nicht so aussagekräftig sind wie bei Nicht-Infizierten. Die Behandlung erfolgt mit Penicillin G (24-48 Mio./U/Tag) i.v. über 14 bis 21 Tage. Auch mit Procain-Penicillin (2,4 Mio./U/Tag) i.m. in Kombination mit Probenecid 500 mg/Tag (oral) kann therapiert werden. Diese Behandlung sollte mindestens 14 Tage durchgeführt werden.

Bei Penicillin-Allergie oder unzureichendem Effekt kann auf Ceftriaxon (2 g/Tag über 14 bis 21 Tage) ausgewichen werden. Weitere medikamentöse Alternativen stellen Doxycyclin (2 x 100 mg i.v. über 30 Tage), Oxytetracyclin (4 x 500 mg, oral über 30 Tage) und auch Erythromycin (4 x 500 mg, oral über 30 Tage) dar.

Differentialdiagnose

Differentialdiagnostisch müssen nahezu alle opportunistischen Infektionen sowie die durch das HI-Virus ausgelösten Meningoenzephalitiden in Betracht gezogen werden.

Verlauf und Prognose

Eine initial bestehende Pleozytose im Liquor normalisiert sich unter adäquater Therapie innerhalb von sechs Monaten, die Gesamtproteinerhöhung jedoch nur bei einem geringen Anteil der Patienten binnen dieses Zeitraumes. Der VDRL-Test wird meistens innerhalb eines Jahres negativ.

Liquorkontrollen sind zunächst 3-monatlich, anschließend 6-monatlich über zwei Jahre notwendig. Bei Persistenz der Liquorveränderungen oder erneutem Antikörpertiter-Anstieg muss die antibiotische Therapie zwingend wieder aufgenommen werden. Auch die Verschlechterung bereits bestehender neurologischer Ausfälle oder deren erstmaliges Auftreten stellen Therapieindikationen dar, wenn diese Befunde auf eine Neurolues zurückführbar sind.

Die mittlere Überlebenszeit nach der Diagnosestellung hängt vom Ausmaß des Immundefektes ab und beträgt im Median zirka sechs Monate. Gelegentlich werden auch Verläufe von bis zu zwei Jahren beobachtet.

Kryptokokken-Meningoenzephalitis

Häufigkeit

Die Kryptokokken-Meningoenzephalitis ist die häufigste zerebrale Pilzinfektion bei HIV-infizierten Patienten. Die Erkrankung ist seit der Verfügbarkeit von Fluconazol und dem Einsatz antiretroviraler Kombinationstherapien in Europa selten geworden, wird wegen der oft fehlenden neurologischen Symptomatik (z.B. Hemiparese) jedoch »unterdiagnostiziert«.

Sekundäre Neuromanifestationen

Klinisches Bild

Nach initial inapparentem Befall der Lunge tritt eine hämatogene Streuung in die Meningen ein (Weltermann B. 1999). Die klinische Symptomatik ist durch eine subakute Meningitis mit Fieber, Kopfschmerzen, Übelkeit und Erbrechen gekennzeichnet. Epileptische Anfälle sind selten, fokalneurologische Ausfälle finden sich nur bei wenigen Patienten und können Hinweise auf ein Kryptokokkom sein. Wie bei allen anderen sekundären Neuromanifestationen können auch organische Psychosen mit inhaltlichen Denkstörungen auftreten.

Diagnostische Verfahren

Neuroradiologische Methoden ergeben bei bis zu 90 Prozent der Betroffenen Normalbefunde; gelegentlich sind Kryptokokkome nachweisbar (Abb. 11). Im Liquor findet sich eine leichte bis mäßig, vorwiegend lymphozytäre Pleozytose, das Gesamtprotein ist erhöht und die Glukosekonzentration im Liquor erniedrigt. Die Liquorzytologie ergibt bei bis zu 90 Prozent den Direktnachweis der typischen Kryptokokken, die sich in »sombreroartiger« Form darstellen und eventuell mit Lymphozyten verwechselbar sind. Abbildung 12 (a,b)

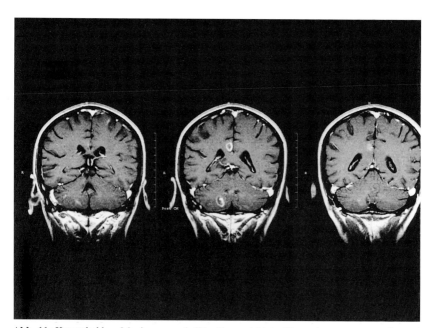

Abb. 11: Kryptokokken-Meningoenzephalitis. T_1-gewichtetes Kernspintomogramm mit runden Herden erhöhter Signalintensität im Bereich des rechten Kleinhirns und nahe des Hemisphärenspaltes. Diese Herde repräsentieren sogenannte Kryptokokkome, die Cryptococcus neoformans enthalten (Dr. T. Rosenkranz, AK St. Georg, Abteilung für Neurologie, Hamburg).

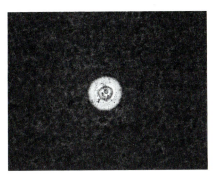

Abb. 12a,b:
Kryptokokkennachweis im Tusche- (a) und Sayk-Präparat (b) (Methylen-Blaufärbung, 400-fach).

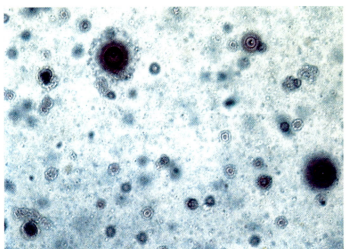

zeigt typische Befunde der Liquorzytologie.

Viele Patienten mit einer Kryptokokken-Meningoenzephalitis weisen einen erhöhten Liquordruck auf; während der Lumbalpunktion sollte immer eine Liquordruck-Messung erfolgen. Als Pathomechanismus dieser typischen Veränderung wird eine Verlegung der Liquorresorptionswege durch Kryptokokken angenommen. Ein erhöhter Liquordruck kann bei positivem Cryptococcus-Antigen im Serum – auch ohne typische laborchemische Veränderungen im Liquor – ein Hinweis auf eine Kryptokokken-Meningoenzephalitis sein.

Der Nachweis des Kryptokokken-Antigens im Serum und im Liquor hat eine Sensitivität von nahezu 100 Prozent. Die Bestimmung des Kryptokokken-Antigens im Serum kann daher als Screening-Methode eingesetzt werden.

Letztlich beweisend ist der kulturelle Erregernachweis.

Therapie

Die Therapie der Kryptokokken-Meningoenzephalitis erfolgt mit einem i.v.-Kombinationsregime: Amphotericin B (0,5-0,7 mg/kg/Tag) plus Fluconazol (2 x 200 mg/Tag) plus Flucytosin (150 mg/kg/Tag auf 4 Dosen verteilt) über mindestens 6 Wochen. Danach ist eine lebenslange Rezidivprophylaxe mit Fluconazol (200-400 mg oral/Tag) oder alternativ – bei Unverträglichkeit – mit Itraconazol (200 mg/Tag) notwendig.

Eine Senkung des Liquordruckes scheint nach eigenen Erfahrungen dringend indiziert zu sein. Hierzu werden in erster Linie wiederholte Lumbalpunktionen eingesetzt. Auch Drainagesysteme oder die Liquorpherese kommen zur Anwendung.

> **3. Fallbeispiel**
>
> Kryptokokken - Meningoenzephalitis mit akutem paranoid-halluzinatorischem Syndrom

Eine 35-jährige Patientin aus Zentralafrika wurde wegen schwerer, bislang therapieresistenter Kopfschmerzen und eines akuten paranoid-halluzinatorischen Syndroms zunächst in einer internistischen Abteilung aufgenommen. Anschließend erfolgte eine Zwangseinweisung in eine psychiatrische Abteilung. Die Patientin berichtete über akustische Halluzinationen, redete trotz guter Deutschkenntnisse nur Französisch und war zunehmend somnolent. Wegen des schlechten Allgemeinzustandes und der ungeklärten diagnostischen Situation erfolgte die Verlegung in die neurologische Universitätsklinik.

Zwei Jahre zuvor war die Patientin nach Deutschland immigriert. Sie hatte in Zentralafrika ihre AIDS-kranke Schwester über mehrere Monate bis zum Tode gepflegt.

Bei der Aufnahme war die Patientin somnolent, sie hatte akustische Halluzinationen und berichtete von Verfolgung, ferner bestanden ausgeprägte Kopfschmerzen. Es fanden sich ein Meningismus, keine fokal-neurologischen Zeichen. Die neuroradiologische Untersuchung war unauffällig.

Laborchemisch wurden 9 CD4+-Zellen/µl festgestellt, die Viruslast betrug 370.000 c/ml. Die Liquoranalyse ergab eine lymphozytäre Pleozytose von 490/3 Zellen und ein Gesamtprotein von 2,1 g/l. Im Tuschepräparat und in der Kultur wurde Cryptococcus neoformans nachgewiesen. Das Kryptokokken-Antigen im Liquor und im Serum war hoch positiv.

Es wurde eine Therapie gemäß Standardschema (s. o.) begonnen. Innerhalb weniger Tage entfieberte die Patientin, Somnolenz und Kopfschmerzen besserten sich. Die Liquorkontrolle – vier Wochen später – ergab eine normale Zellzahl. Das Gesamtprotein hatte sich auf die Hälfte erniedrigt. Die Kryptokokkenkultur aus dem Liquor war negativ. Jetzt wurde die Primärprophylaxe auf eine Sekundärprophylaxe umgestellt und die konventionelle antiretrovirale Therapie weiter fortgeführt.

Differentialdiagnose

Zu berücksichtigen sind vor allem die tuberkulöse Meningoenzephalitis und die Meningeosis lymphomatosa.

Verlauf und Prognose

Die Prognose hängt wesentlich vom frühzeitigen Therapiebeginn ab. Die Mortalität während der initialen Therapiephase wird mit 10 bis 25 Prozent angegeben. Die 1-Jahres-Überlebensrate lag vor HAART zwischen 30 und 60 Prozent. Als prognostisch positive Faktoren für einen günstigen Verlauf wird das Fehlen psychopathologischer Auffälligkeiten, ein niedriger Kryptokokkenantigen-Titer sowie ein weitgehend normaler Liquoreröffnungsdruck angesehen.

CMV-Meningoenzephalitis

Häufigkeit

Das Zytomegalie-Virus (CMV) wird der Gruppe der Herpesviren zugeordnet und ist ubiquitär verbreitet. Der Durchseuchungsgrad wird für 50-Jährige mit 80 Prozent angegeben, bei jungen homosexuellen Männern soll er über 90 Prozent betragen. Eine Reaktivierung und Neuromanifestationen treten meistens bei CD4+-Zellzahlen unter 50/µl und progressivem Immundefekt auf.

Klinische Befunde

Die klinische Symptomatik kann sich rasch, gelegentlich aber auch subakut entwickeln. Ein Meningismus kann fehlen, Hirnnervenausfälle wie z.B. eine periphere Fazialisparese und auch eine sensomotorische Hemiparese sind typische Befunde. Auch eine Streuung durch CMV-Herde außerhalb des Nervensystems z.B. bei Retinitis, Gastroenteritis oder Hepatitis ins ZNS ist nicht ungewöhnlich. Neben der Meningoenzephalitis verursacht das Virus öfter eine rasch progrediente Polyneuroradikulitis (siehe HIV-assoziierte Polyneuropathien, Teil 1, Seite 34).

Diagnostische Verfahren

Computer- und kernspintomographische Untersuchungen ergeben ein periventrikuläres oder meningeales Enhancement, auch kortikale kontrastmittelaufnehmende Läsionen kommen zur Darstellung. Öfters kann eine Größenzunahme der Ventrikel beobachtet werden. Die Abbildung 13 zeigt computer- und kernspintomographische Aufnahmen bei gesicherter Zytomegalie-Virus-Meningoenzephalitis.

Eine Liquoranalyse ergibt oft eine granulozytäre Pleozytose mit Erhöhung des Gesamtproteins und der Immunglobuline. Antikörper sind wie allgemein bei zerebralen opportunistischen Infektionen wegen des Immunmangelsyndroms weniger aussagekräftig. Für

Sekundäre Neuromanifestationen

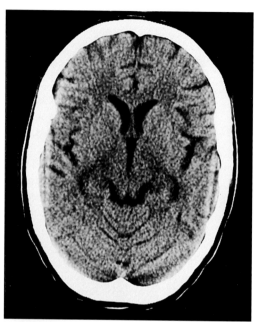

◀ 13a

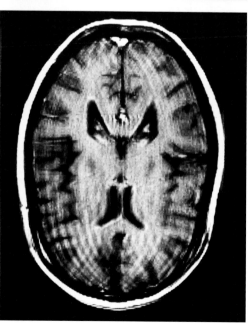

◀ 13b

Abb. 13a,b:
Computer- und Kernspintomographie (T_1-gewichtet) bei gesicherter Zytomegalie-Meningoenzephalitis.
Es zeigen sich periventrikuläre, subependymale kontrastmittelaufnehmende Läsionen. Die Ventrikel erscheinen nicht erweitert, das Kernspintomogramm ist diskret artefaktgestört (Bewegungsunruhe der Patientin durch CMV-induzierte organische Psychose).

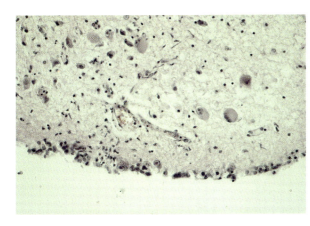

Abb. 14:
Periependymal gelegene Eulenaugenzellen bei Zytomegalie-Meningoenzephalitis

(Prof. Dr. W. Paulus, Institut für Neuropathologie der Westfälischen Wilhelms-Universität Münster).

die Erkrankung spricht der eindeutige PCR-Nachweis im Liquor, der sehr zuverlässig ist (Felgenhauer K. 1999). In Zweifelsfällen ist auch der Nachweis mittels stereotaktischer Biopsie möglich.

Typische periependymal gelegene Eulenaugenzellen bei zerebraler Zytomegalie-Virus-Meningoenzephalitis zeigt Abbildung 14.

Therapie

Bei begründetem Verdacht ist eine umgehende Therapie mit Ganciclovir (2 x 5 mg/kg/Tag i.v.) am besten in Kombination mit Foscarnet (3 x 60 mg/kg/Tag i.v.) indiziert. Ganciclovir ist gut liquorgängig, und es werden 40 Prozent des Blutspiegels erreicht. In Kombination mit Zidovudin erhöht sich die hämatologische Toxizität von Ganciclovir, bei langer Applikation kann sich auch eine Resistenz entwickeln. Auch Cidofovir scheint in gewissem Umfang einsetzbar zu sein. Eine Sekundärprophylaxe mit Ganciclovir (5 mg/kg/Tag) oder Foscarnet (120 mg/kg/Tag) an mindestens fünf Tagen in der Woche ist immer notwendig. Eine Optimierung der antiretroviralen Basistherapie ist wie bei allen sekundären Neuromanifestationen indiziert.

4. Fallbeispiel

CMV-Polyradikulomeningoenzephalitis

Ein 43 Jahre alter Mann, der seit 12 Jahren HIV-positiv ist und sich im Stadium CDC 3C befindet, kam wegen einer schlaffen Paraparese der unteren Extremität zur stationären Aufnahme. Die klinische Untersuchung ergab eine Paraparese der unteren Extremitäten. Der Patient konnte nicht laufen und war inkontinent. Die Reflexe der unteren Extremitäten waren nicht auslösbar, jedoch normal an den oberen Extremitäten. Es bestand eine Hypästhesie ab dem Dermatom L1 nach distal zunehmend.

Nach Katheterisierung entleerten sich 1.000 ml Urin. Die Liquorunters uchung ergab eine Pleozytose von 1.292/3 Leukozyten/mm³, (96/3 Lymphozyten/mm³, 1.156/3 Granulozyten/mm³). Das Gesamtprotein betrug 1.178 mg/l, IgG war mit 127,0 mg/l und IgM mit 2,87 mg/l erhöht. Eine PCR auf CMV war im Liquor, Blut und Urin positiv. Der IgM-Antikörper-Titer gegen CMV war sowohl im Liquor als auch im Blut erhöht. Neurophysiologische Untersuchungen ergaben positive Wellen im M. tibialis anterior und verlängerte F-Wellen. Hierdurch war eine Polyradikulitis bestätigt (siehe auch Polyneuroradikulitis durch Erreger Teil 1 dieses Kapitels, S. 34).

Umgehend wurde eine konventionelle CMV-Therapie durchgeführt mit zusätzlicher Gabe von CMV-Immunglobulinen.

Hierunter trat eine Rückbildung der Paraparese ein und das Fieber sistierte. Die Kontroll-Liquoranalyse drei Wochen später ergab eine Gesamtzellzahl von 77/3/mm³ (77/3 Lymphozyten/mm³), Granulozyten waren nicht mehr nachweisbar. Das Gesamtprotein betrug 2.290 mg/dl, das IgG 701,0 mg/l und das IgM 4,2 mg/l. Die PCR auf CMV war nach wie vor positiv. Die CMV-Therapie wurde fortgeführt.

Kurze Zeit später trat eine Sehverschlechterung auf, eine ophthalmologische Untersuchung ergab eine beidseitige CMV-Retinitis. In den folgenden Tagen kam es zu einer rapiden Progression der CMV-Infektion, es entwickelte sich eine Tetraparese mit fehlenden Reflexen auch der oberen Extremitäten sowie eine periphere Fazialisparese und Hypästhesien im Versorgungsgebiet des Nervus trigeminus. Zusätzlich traten erneut hohe Temperaturen, Kopfschmerzen und eine akute paranoid halluzinatorische Psychose mit Wahnvorstellungen auf, die symptomatisch mit Haloperidol behandelt wurde (3 x 10 mg).

Der entsprechende kernspintomographische Befund ist auf Abbildung 15 zu sehen. Wenige Zeit später entwickelte sich ein therapieresistentes Hirnödem, an dem der Patient verstarb. Durch die Obduktion und die neuropathologische Untersuchung wurde die Diagnose bestätigt.

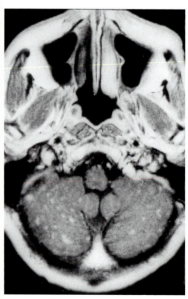

Abb. 15: Zahlreiche kontrastmittelaufnehmende Läsionen im T_2-gewichteten Kernspintomogramm im Kleinhirn und im Hirnstamm, die CMV-Läsionen entsprechen.

Verlauf und Prognose

Die CMV-Meningoenzephalitis ist durch eine hohe Letalität bereits im Initialstadium gekennzeichnet. Nach Angaben in der Literatur beträgt die mittlere Überlebenszeit in kleineren Patientenkollektiven zirka einen Monat.

Differentialdiagnose

Differentialdiagnostisch sind alle, durch die Gruppe der Herpesviren verursachten Meningoenzephalitiden zu berücksichtigen.

Herpes-simplex-Meningoenzephalitis

Häufigkeit

Herpes-simplex-Infektionen (HS-) stellen eine der häufigsten Virusinfektionen des Menschen überhaupt dar, die Durchseuchung beträgt in Abhängigkeit vom Lebensalter bis zu 90 Prozent. Eine Herpes-simplex-Meningoenzephalitis findet sich im Allgemeinen erst bei HIV-Infizierten mit weniger als 100 CD4+-Zellen/µl.

Klinische Befunde

Typische klinische Befunde der Herpes-simplex-Meningoenzephalitis sind Kopfschmerzen, Fieber, Hemiparesen, Dysarthrien, Gesichtsfelddefekte und epileptische Anfälle. Psychisch treten hirnorganische Veränderungen mit Merkfähigkeits- und Konzentrationsstörungen, paranoide halluzinatorische Syndrome, Somnolenz und Koma auf. Zu den seltenen Manifestationen gehört eine Querschnittsmyelitis oder eine isolierte Neuritis z.B. von Hirnnerven mit Ausfällen im entsprechenden Versorgungsgebiet.

Diagnostische Verfahren

In der Kernspin- und Computertomographie finden sich hämorrhagische Nekrosen mit Ödem bevorzugt im Temporallappen, die Kernspintomographie sollte wegen der höheren Sensitivität und des früheren Nachweises bevorzugt eingesetzt werden. Die Abbildungen 16 a, b stellen den typischen kernspintomographischen Befund bei Herpes-simplex-Virus-Meningoenzephalitis dar. Das Elektroenzephalogramm kann frühzeitig an den temporalen Prädilektionsstellen Herdbefunde oder sogar epilepsietypische Potentiale nachweisen (Abb. 16 c).

Die Liquoranalyse ergibt eine lymphozytäre Pleozytose mit bis zu einigen Hundert Zellen, das Gesamteiweiß ist erhöht. Die PCR zum Nachweis des HS-Virus trägt zur Sicherung der Diagnose bei, sie ist sensitiv und spezifisch. Gelegentlich kann der Nachweis einer Herpes-simplex-Meningoenzephalitis sehr schwierig sein und erst durch eine stereotaktische Biopsie endgültig erbracht werden.

Therapie

Eine Therapie mit Aciclovir (3 x 10 mg/kg/Tag i.v. über 14 Tage) stellt die Therapie der Wahl bei HSV-1- oder HSV-2-Infektionen dar und muss bei begründetem Verdacht unverzüglich aufgenommen werden. Gelegentlich treten Aciclovir-resistente Mutanten auf, hier kann Foscarnet (3 x 60 mg/kg/Tag) oder Vidarabin (15 mg/kg/Tag) eingesetzt werden.

Sekundäre Neuromanifestationen

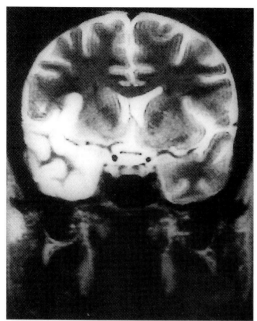

Abb. 16a,b: Kernspintomographie bei Herpes-simplex-Virus-enzephalitis. Ausgeprägte Läsionen im rechten Temporallappen **(a)** und im parietalen Operculum **(b)** (T_2-gewichtete Aufnahmen).

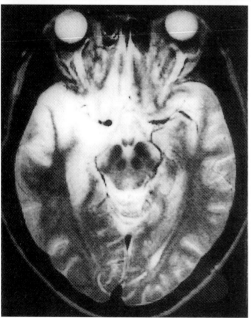

HIV-assoziierte opportunistische Infektionen

◀ 16c

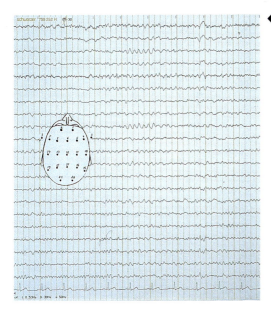

Abb. 16c:
Das Elektroenzephalogramm zeigt den entsprechenden Herdbefund.

Differentialdiagnose

Wichtige Differentialdiagnosen sind die CMV-Infektionen und der Herpes zoster.

Verlauf und Prognose

Die HSV-Menignoenzephalitis weist eine hohe Letalität auf, eine Sekundärprophylaxe mit Aciclovir oral (4 x 200 mg/Tag) ist immer indiziert.

Seltenere opportunistische Infektionen

Auch das Epstein-Barr-Virus kann eine Meningoenzephalitis verursachen. Die Häufigkeit wird mit 0,7 bis 5,5 Prozent angegeben. Die klinischen Symptome einer Epstein-Barr-Virus-Meningoenzephalitis unterscheiden sich nicht von anderen viralen opportunistischen Infektionen. Seltene klinische Manifestationen stellen eine Cerebellitis mit Ataxie und eine Querschnittsmyelitis dar. Abbildung 17 zeigt eine Querschnittsmyelitis, die mit hoher Wahrscheinlichkeit durch EBV verursacht wurde (positive PCR) (Beschreibung siehe Fallbeispiel Nr. 4, Teil I, Seite 16).

Das Varizella-Zoster-Virus kann neben dem segmentalen Zoster, periphere Nervenausfälle mit Paresen und Sensibilitätsstörungen im Versorgungsgebiet sowie eine gelegentliche Meningoenzephalitis verursachen. Die Ergebnisse der Liquoranalyse unterscheiden sich nicht richtungsweisend von jenen bei anderen viralen opportunistischen Infektionen, die PCR kann die Diagnose sichern.

Infektionen mit Listeria monocytogenes treten bei Patienten mit HIV-In-

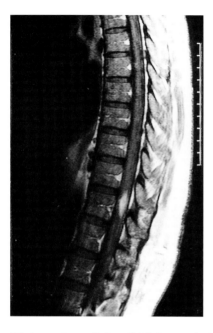

Abb. 17:
T$_1$-gewichtetes Kernspintomogramm des thorakolumbalen Myelons mit spindelförmiger Querschnittsmyelitis, mit hoher Wahrscheinlichkeit durch Epstein-Barr-Virus (EBV) bedingt.

fektion gelegentlich auf. Meistens sind Patienten im fortgeschrittenen Stadium der HIV-Infektion betroffen. Oft besteht eine Meningitis, auch Abszesse werden gefunden. Listeria monocytogenes lokalisiert sich in höherem Maße im Hirnstamm als andere bakterielle opportunistische Infektionen. Die Mortalität beträgt bis zu 30 Prozent.

Atypische Mykobakterien können auch Meningoenzephalitiden verursachen, wobei die Eintrittspforte in vielen Fällen unklar bleibt.

Als häufigste Form einer Pilzinfektion, die das Nervensystem befallen kann, wurde bereits auf die Kryptokokkose eingegangen. Die Histoplasmose, die Kokkzidioidomykose und die Blastomykose weisen in Endemiegebieten Afrikas und Asiens sowie in einigen tropischen bzw. subtropischen Regionen Amerikas eine hohe Inzidenz auf.

Eine weitere relevante Pilzinfektion ist die Aspergillose. Sie kommt vorwiegend bei Patienten mit extremer Abwehrschwäche vor (CD4-Zellzahl unter 50/µl). Infiltrate in den Lungen sind häufig, aber auch eine Aussaat in das Zentralnervensystem wird beobachtet. Isolierte Hirnabszesse und eine basale Meningitis können auftreten. Letztere gleicht klinisch der tuberkulösen Meningitis. Der Ausgangsherd kann eine Sinusitis sein.

HIV-assoziierte Malignome

Zu den HIV-assoziierten malignen Erkrankungen werden das primär zerebrale Non-Hodgkin-Lymphom, das systemische Non-Hodgkin-Lymphom mit meningealer oder zerebraler Metastasierung sowie die sehr seltene Manifestation von Kaposi-Sarkomen der Neuraxis gezählt. Im Vergleich zur Normalbevölkerung besteht für Patienten mit HIV-Infektion ein wesentlich höheres Risiko, an Malignomen zu erkranken (Goedert J.R. et al. 1998). Systemische periphere Lymphome mit Befall des Nervensystems sind die häufigsten Malignome (zirka 80 Prozent).

Systemische periphere Lymphome mit Befall des Nervensystems

Häufigkeit

Es wird angenommen, dass sieben bis zehn Prozent aller HIV-Infizierten ein systemisches, peripheres Non-Hodgkin-Lymphom im Verlauf der HIV-Infektion entwickeln. Eine Studie über einen Zeitraum von drei Jahren deckte bei 19 Prozent (n = 116) ein systemisches Non-Hodgkin-Lymphom auf.

Klinische Befunde

Die extraneuralen Manifestationen in fortgeschrittenen Stadien der HIV-Infektion betreffen den Gastrointestinaltrakt, das Knochenmark, Leber, Haut und die Lunge. Die Aussaat in die zerebralen Meningen stellt die häufigste Metastasierung in das Nervensystem dar. Typische klinische Befunde sind Hirnnervenausfälle, bei Befall der spinalen Meningen findet sich ein Querschnitts- oder Kaudasyndrom.

Diagnostische Verfahren

Die speziellen neurologischen diagnostischen Verfahren sind die Kernspin- oder Computertomographie mit Gadolinium zum Nachweis der intrazerebralen Beteiligung sowie eine Lumbalpunktion mit Liquoranalyse und -zytologie.

Primär zerebrale Lymphome des Zentralnervensystems

Häufigkeit

Es ist davon auszugehen, dass bei ein bis zwei Prozent aller HIV-Infizierten ein primäres, zerebrales Non-Hodgkin-Lymphom (NHL) auftritt. Die Toxoplasmose, die progressive multifokale Leukenzephalopathie, zerebrale Lymphome und Schlaganfälle sind die wichtigsten sekundären Neuromanifestationen, bei denen neuroradiologische Untersuchungsverfahren strukturelle Läsionen nachweisen. Im Gegensatz zu den systemischen Lymphomen treten die primär zerebralen in weit fortgeschrittenen Stadien der HIV-Infektion auf, meistens bei $CD4^+$-Zellzahlen < 50/µl.

Klinische Befunde

80 Prozent der Patienten weisen eine fokal-neurologische Symptomatik, z.B. eine Hemiparese, auf. Ausfälle der Hirnnerven werden dagegen bei 10 bis 20

Prozent beobachtet. Nicht selten beginnt die Symptomatik initial mit epileptischen Anfällen, bei erhöhtem Hirndruck entstehen Veränderungen der Bewusstseinslage sowie formale und inhaltliche Denkstörungen. Ein wesentlicher Unterschied im Vergleich zu Patienten ohne HIV-Infektion besteht im kürzeren und rascheren Verlauf der klinischen Symptome.

Diagnostische Verfahren

Pathognomonische neuroradiologische Befunde gibt es für primär zerebrale Lymphome nicht. Oft zeigen sich neuroradiologisch ringförmige kontrastmittelanreichernde Läsionen im Corpus callosum, die raumfordernden Charakter haben und zur Verdrängung der Ventrikel sowie zur Verlagerung der Mittellinie führen. Ein Ödem ist oft nur gering ausgeprägt, ringförmige Strukturen bestehen in zehn Prozent der Fälle. Viele primäre zerebrale Lymphome haben Kontakt zum Ependym oder zu den Meningen, bei 50 bis 60 Prozent der Betroffenen liegen multiple Läsionen vor. Die Kernspintomographie mit Gadolinium ist wesentlich sensiver als die Computertomographie.

Zur weiteren Differentialdiagnostik kann das Thallium 201-SPECT und die Positronenemissionstomographie eingesetzt werden (Ruiz A. 1994). Abbildung 18 zeigt ein primäres zerebrales Non-Hodgkin-Lymphom in typischer Lokalisation in der Computertomographie sowie korrelierend in der Kernspintomographie.

Die Liquoranalyse ist oft unergiebig und nur bei einem Drittel der Betroffenen zeigen sich typische Veränderungen. Es ergeben sich eine lymphozytäre Pleozytose mit Lymphoblasten und eine Erhöhung des Gesamtproteins, gelegentlich kann die Glukose im Liquor erniedrigt sein. In der Liquorzytologie finden sich homogene Lymphoblasten mit intranukleären Mitosen und gelappte Zellkerne. Das primär zerebrale Non-Hodgkin-Lymphom weist bei Patienten mit HIV-Infektion eine hohe Koinzidenz mit einer Epstein-Barr-Virus-Infektion auf, so dass dieser Nachweis im Liquor mittels PCR die Diagnose untermauern kann. Die endgültige Diagnosesicherung ist häufig jedoch erst durch die stereotaktische Biopsie möglich. Oft stellen sich in der neuropathologischen Beurteilung Befunde heraus, die vorher nicht ausreichend differentialdiagnostisch berücksichtigt wurden. Die Abbildungen 19a und 19b stellen typische neuropathologische Befunde dar.

Therapie

Die Standardtherapie ist die Bestrahlung des Schädels mit einer Maximaldosis von 40 Gy, die über drei Wochen fraktioniert wird. Medikamentös wird mit Kortison (z. B. mit Dexamethason) bei Meningeosis leukaemica additiv mit Methotrexat (15 mg 2 x pro Woche) intrathekal behandelt. Nach Remission der Meningeosis lymphomatosa muss eine Erhaltungstherapie mit 15 mg Methotrexat monatlich intrathekal erfolgen. Ob eine operative Entfernung eines günstig gelegenen solitären primär zerebra-

HIV-assoziierte Malignome

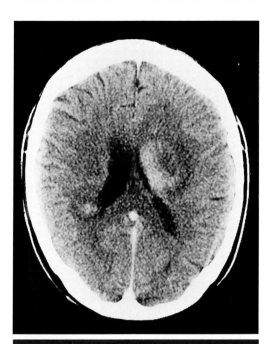

◀ 18a

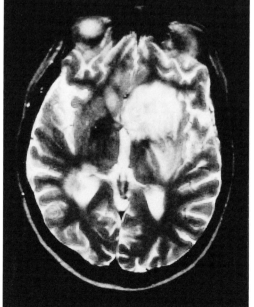

◀ 18b

Abb. 18a,b:
Primäres zerebrales Lymphom in der Computertomographie. Kontrastmittelaufnehmende Läsionen mit raumforderndem Charakter und Verdrängung der Mittellinie **(a)**. Korrespondierende Kernspintomographie (T_2-gewichtetes Bild), die relativ typische subendymale Ausbreitung des primär zerebralen Lymphoms kommt gut zur Darstellung und ermöglicht die Differentialdiagnose zur zerebralen Toxoplasmose **(b)**.

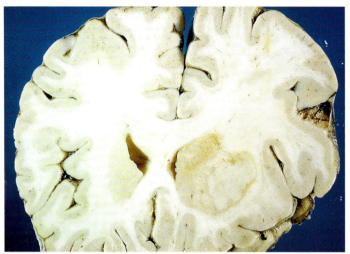

◀ 19a

◀ 19b

Abb. 19a,b: Scharf abgegrenzter Tumor in den linken Stammganglien mit Raumforderung und Einengung der Seitenventrikel (nach Fixierung). Makroskopischer Befund eines histologisch gesicherten primären zerebralen Non-Hodgkin-Lymphoms (a).

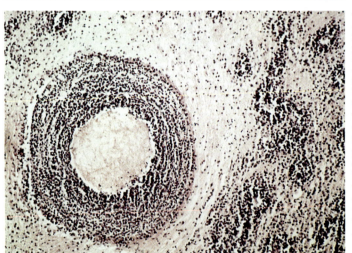

Primär zerebrales Non-Hodgkin-Lymphom im AIDS-Stadium (HE, 32-fach). Typische biventrikuläre und intraparenchymatöse Ansammlungen von Lymphoblasen (b). (Quelle: Prof. Dr. W. Paulus, Institut für Neuropathologie der Westfälischen Wilhelms-Universität Münster.)

len Lymphoms und eine Radiatio die Prognose verbessert, ist an großen Patientenkollektiven nicht untersucht. Die Abbildungen 20 a-f zeigen ein primär zerebrales Lymphom nach Radiatio (Happe S. et al 2001).

Verlauf und Prognose

Die konsequente Therapie erhöht die Überlebenszeit von zwei auf drei bis sechs Monate, sie ist gegenüber Patienten ohne HIV-Infektion deutlich verkürzt. Komplizierend treten oft nach erfolgreicher Behandlung des primären

HIV-assoziierte Malignome

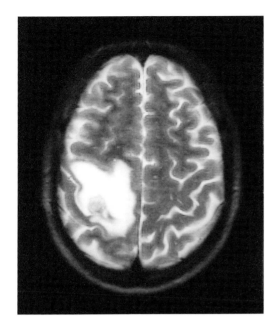

◀ 20a

Abb. 20a-f:
Primär zerebrales Lymphom.
In der T_2-gewichteten Spin-Echo-bild-Gebung isointense Läsion von zirka einem Zentimeter im Gyrus präzentralis **(a)**.

Die T_1-gewichteten Spin-Echo-bild-Sequenzen nach Gd-DTPA in axialer **(b)**,
koronarer **(c)** Führung zeigen eine anreichernde Läsion.

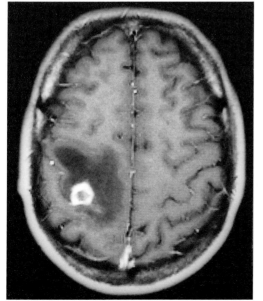

◀ 20b

Sekundäre Neuromanifestationen

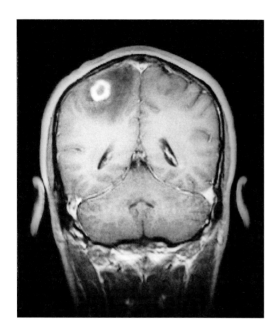

◀ 20c

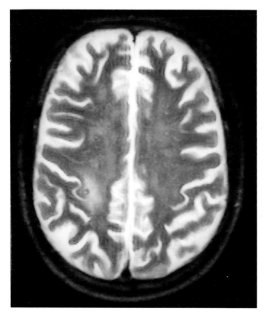

Die Kontrolle nach Radiatio (**d-f**) bestätigen eine Regredienz der Läsionen, es findet sich noch eine geringe Schrankenstörung.

◀ 20d

HIV-assoziierte Malignome

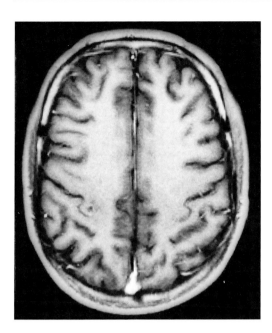

◀ 20e

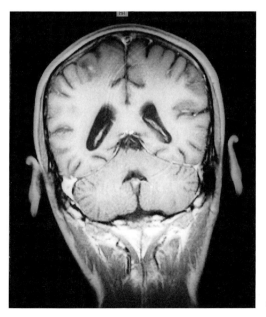

◀ 20f

zerebralen Lymphoms schwer diagnostizier- und therapierbare opportunistische Infektionen auftreten.

Kaposi-Sarkome des Zentralnervensystems

Der Befall des Zentralnervensystems durch Kaposi-Sarkome ist sehr selten und ungewöhnlich. In den wenigen Kasuistiken lag ein generalisiertes kutanes Kaposi-Sarkom vor, was zu einem zerebralen Befall führte. Computer- und kernspintomographisch stellen sich solitäre, manchmal aber auch multiple intraparenchymale Läsionen dar, die auch hämorrhagische Anteile enthalten können. Zerebrale Kaposi-Sarkome scheinen sehr strahlensensibel zu sein.

Schlaganfälle und transiente ischämische Attacken

Häufigkeit

Nach der Literatur liegt die Häufigkeit von Schlaganfällen und transienten ischämischen Attacken bei Patienten mit HIV-Infektion zwischen 0,7 bis 12 Prozent.

Klinische Befunde

Es bestehen keine prinzipiellen Unterschiede zu den klinischen Befunden bei Patienten ohne HIV-Infektion. Brachiofazial betonte Hemiparesen, Aphasien, eine Amaurosis fugax und Hirnnervenausfälle mit kontralateraler Beteiligung, z.B. als Hemiparese, sind auch hier typische Befunde.

Diagnostische Verfahren

Elektroenzephalographisch kann sich ein intermittierender oder persistierender Herdbefund über der betroffenen Region darstellen. Die Computertomographie zur Differenzierung zwischen einer Hämorrhagie und einem ischämischen Hirninfarkt ist bereits bei Verdacht in jedem Fall indiziert. Auf frühe Infarktzeichen wie verstrichene Sulci, hyperdense Gefäße und fokale Dichteminderungen muss geachtet werden. Auch eine Computer- bzw. Kernspinangiographie zum Nachweis eines Gefäßverschlusses ist bei entsprechender Konstellation notwendig. Notfallmäßig ist die Kernspintomographie kaum indiziert, letztlich jedoch das sensitivere Verfahren zum Nachweis kleinerer Läsionen und insbesondere zur Darstellung von Infarkten im Hirnstamm.

Eine Dopplersonographie extra- und transkraniell zum Nachweis von Stenosen und Gefäßverschlüssen gehört auch bei Patienten mit HIV-Infektion zum Standard, wie auch die kardiologische Abklärung hinsichtlich möglicher Emboliequellen. Kardioembolien bei pathologisch veränderten Herzklappen, Vorhofthromben, ein offenes Foramen ovale oder Rhythmusstörungen müssen ausgeschlossen werden, ebenso septische Embolien (Zunker P. 1996). Inwieweit eine dopplersonographisch nachweisbare verminderte Blutflussgeschwindigkeit sowie die verminderte zerebrale Reservekapazität als Cofaktoren transienter ischämischer Attacken HIV-Infizierter bedeutsam sind, ist nicht endgültig ge-

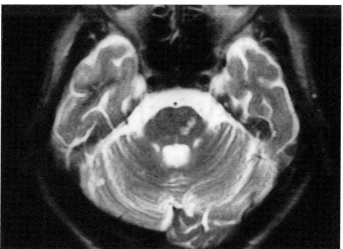

◀ 21a

Abb. 21 a,b: Vaskulopathie der Arteria vertebralis und basilaris bei einem 44-jährigen Patienten mit HIV-Infektion.
Das T_2-gewichtete Kernspintomogramm zeigt einen lateralen Ponsinfarkt **(a)**.

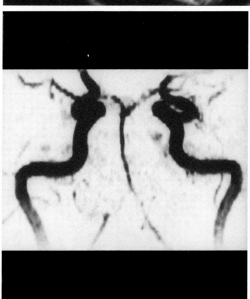

Die kernspintomographische Kontrolle nach sieben Monaten **(b)** weist eine signifikante Befundbesserung, insbesondere im Bereich der Arteria basilaris mit noch bestehenden Stenosierungen der distalen Arteria vertebralis beidseits.

◀ 21b

klärt (Brilla R. 1999). Abbildung 21 stellt einen lateralen Ponsinfarkt bei einem Patienten mit HIV-Infektion dar. Die Kernspinangiographie zeigt eine massive Stenosierung, sieben Monaten später ist eine signifikante Besserung der Stenosierung der Arteria basilaris bei noch bestehenden Stenosierungen der distalen Arteria vertebralis beidseits eingetreten.

Therapie

Die Therapie entspricht primär dem üblichen Vorgehen bei Patienten mit Schlaganfall oder transienten ischämischen Attacken. Eine Antikoagulation ist wegen der Thrombozytopenie und der Möglichkeit epileptischer Anfälle nur für Patienten mit hochgradigen Stenosen und eindeutigen, nicht anders behandelbaren kardialen Emboliequellen oder hochgradigen Stenosen reserviert. Zur Sekundärprophylaxe können Acetylsalicylsäure (3 x 100 mg/Tag) oder moderne Substanzen wie z.B. Clopidogrel eingesetzt werden.

Differentialdiagnose

Differentialdiagnostisch sind bei transienten ischämischen Attacken fokale epileptische Anfälle, bei kompletten Schlaganfällen das Spektrum opportunistischer Infektionen und primär zerebrale Lymphome auszuschließen. Auch an Drogenmissbrauch mit Kokain und Amphetamin und einer konsekutiven Vaskulitis ist zu denken. Metabolische Veränderungen durch Elektrolytverschiebungen und Glukosestoffwechselstörungen können intermittierende fokalneurologische Defizite verursachen. Meistens handelt es sich bei Schlaganfällen um ischämische Infarkte kleineren Ausmaßes, die manchmal klinisch fast asymptomatisch verlaufen und auch nur von blanden neurologischen Alterationen begleitet sind, die gerade bei Patienten mit schwerer HIV-Enzephalopathie klinisch schlecht objektivierbar sein können.

Verlauf und Prognose

Meistens tritt gute Rückbildung der fokalneurologischen Defizite ein. Eine begleitende tägliche intensive logopädische und physikalische Behandlung mit Krankengymnastik auf neurophysiologischer Grundlage muss immer erfolgen. Ein persistierendes neurologisches Defizit nach der Akutphase stellt auch bei Patienten mit HIV-Infektion eine eindeutige Indikation für die Behandlung in einer neurologischen Rehabilitationsklinik dar.

Spezielle neurologische Probleme bei HIV-Infektion und AIDS

Reaktive Störungen und Psychosen

Bei bis zu 80 Prozent aller HIV-Infizierten kann zumindest eine psychiatrische Diagnose gestellt werden. Oft treten nach einem positiven HIV-Test psychische Alterationen mit Grübeln, übermäßiger Beobachtung körperlicher Symptome und Einschlafstörungen auf. Depressives Denken und Fühlen, Trauerreaktionen und Schuldgefühle sind nicht selten.

Depressionen nach Mitteilung der HIV-Infektion fanden sich bei 49 Prozent der Betroffenen, bei fünf Prozent traten kurzfristige suizidale Ideen auf, und zwei Prozent unternahmen einen Suizidversuch. Die Inzidenz suizidaler Krisen ist bei HIV-Infizierten offensichtlich höher als bei Krebspatienten (Wolcott D.L. 1994).

Oft ist ambulante Psychotherapie, z.B. als stützende Gesprächstherapie, die

Vermittlung in Selbsthilfegruppen sowie die Unterstützung durch die AIDS-Hilfe sehr erfolgreich. Eine intermittierende Therapie mit Benzodiazepinen ist für schwere Fälle vorzubehalten. Nach eigener Erfahrung reagieren viele Patienten auch positiv auf Amitriptylin (z.B. 3 x 50 mg/Tag) oder auf Trazodon (150-200 mg/Tag). Da meistens Schlafstörungen vorhanden sind, ist es sinnvoll, initial mit einer abendlichen Dosis zirka 30 Minuten vor dem Schlafengehen zu beginnen.

Bei Patienten in fortgeschrittenen Stadien der HIV-Infektion kann die depressive Symptomatik einen Teilaspekt der HIV-assoziierten Enzephalopathie darstellen.

Produktive psychotische Syndrome und Verhaltensauffälligkeiten werden überwiegend im AIDS-Stadium beobachtet. Die Inzidenz psychotisch-produktiver Syndrome liegt nach der Literatur zwischen 0,7 und 9 Prozent. Klinisch finden sich dann beschleunigte oder ideenflüchtige Gedankengänge, Wahnvorstellungen und Sinnestäuschungen. Nach einigen Erfahrungen konnten bislang lediglich drei Patienten mit einem psychotisch-produktiven Syndrom unter zirka 1.500 Patienten beobachtet werden, die keine sekundären Neuromanifestationen aufwiesen.

Die medikamentöse Therapie mit Haloperidol (z.B. 2-3 x 10 mg/Tag) und Levopromazin (z.B. 3 x 25 mg/Tag) kann manchmal die stationäre Einweisung auf eine geschlossene Station verhindern, die bei fehlender Einsicht und Steuerungsfähigkeit unvermeidbar wird.

Epileptische Anfälle

Epileptische Anfälle traten in einem großen Kollektiv von 630 Patienten bei 70 Patienten erstmalig auf, rezidivierend bei 38 Patienten, und ein Status epilepticus manifestierte sich bei 10 Patienten (Wong M.C. 1990). Die Semiologie generalisierter epileptischer Anfälle unterscheidet sich nicht von Patienten ohne HIV-Infektion.

Generalisierte epileptische Anfälle vom Typ Grand mal sind oft durch einen Initialschrei, Miktion und Defäkation gekennzeichnet. Die Augenlider werden zusammengepresst, der Rumpf wird gestreckt und die Arme werden vor der Brust verschränkt. Nach kurzer Dauer der tonischen Phase werden die Arme oft heftig auf die Unterlage geschlagen, die Beine bleiben gestreckt, der Kopf wird in das Kissen gepresst. Die anschließende Phase der Reorientierung dauert bis zu einer halben Stunde, für den Anfall besteht eine Amnesie. Fokalneurologische Ausfälle können den Anfall längere Zeit überdauern.

Fokale epileptische Anfälle gehen primär nicht mit einem Bewusstseinsverlust einher. Einfache fokale Anfälle sind durch motorische, sensible und sensorische Phänomene gekennzeichnet, die auf eine Körperregion beschränkt bleiben. Bei fokalen motorischen Anfällen ist häufig primär die Hand betroffen, der Anfall breitet sich allmählich über benachbarte Körperregionen aus. Fokale Anfälle mit komplexer Symptomatologie weisen auf Läsionen des limbischen

Systems und des Schläfenlappens hin. Diese Patienten berichten hierbei über Schwindelgefühle, Geschmacksempfindungen, Wahrnehmung unangenehmer Gerüche, Speichelfluss, Hungergefühl oder Harndrang. Motorische Phänomene bestehen in den bereits beschriebenen motorischen Bewegungsabläufen, aber auch Kaubewegungen, Schlecken, Alterationen mit unwirklichen, traumhaften Zuständen, Zwangsdenken, ja sogar Halluzinationen kommen vor mit einer nachfolgenden Phase der Bewusstseinsveränderung. Diese komplex-fokalen Anfälle dauern nur wenige Minuten, danach ist der Patient wieder reorientiert.

Jeder epileptische Anfall bei HIV-Infizierten kann ein Hinweis auf opportunistische Infektionen, Neoplasmen oder Schlaganfälle sein. Das gesamte differentialdiagnostische Spektrum der bereits dargestellten sekundären Neuromanifestationen ist zu berücksichtigen, jedoch auch die HIV-assoziierte Enzephalopathie kann Ursache epileptischer Anfälle sein.

Fokale epileptische Anfälle weisen eher auf eine strukturelle Läsion hin als generalisierte. 46 Prozent der epileptischen Anfälle wurden in der Literatur als Resultat einer HIV-assoziierten Enzephalopathie gewertet. Differentialdiagnostisch muss Alkoholabusus, eine Induktion der Anfälle durch Glukokortikoide, Indometacin, Metronidazol, Penicillin i.v., Pentazocin, Pethidin, trizyklische Antidepressiva und Neuroleptika sowie Exsikkose mit einer Erniedrigung der Krampfschwelle berücksichtigt werden.

Bei vielen Patienten besteht jedoch ein Synergismus verschiedener Auslösefaktoren.

Im Gegensatz zu Nicht-HIV-Infizierten stellt auch ein einmaliger epileptischer Anfall eine Indikation zur antiepileptischen Therapie dar, wobei zusätzliche Auslösefaktoren wie Schlafentzug, Alkoholkonsum und Stoffwechselstörungen sowie die Applikation von Medikamenten, die die Krampfschwelle senken, vermieden werden müssen.

Wegen der bereits diskutierten Interaktionen (siehe Polyneuropathien, Teil 1, Seite 40, Tabelle 7) ist Gabapentin besonders geeignet. Eine Standard-Dosierung ist: 300 mg am ersten Tag, 600 mg am zweiten und 900 mg am dritten Tag. Danach kann eine Erhöhung bis auf 1.200 mg erfolgen, die Maximaldosis beträgt 2.400 mg. Weitere Therapiemöglichkeiten sind Valproat (z.B. 1200 mg/Tag) und auch Carbamazepin (z.B. 600 mg/Tag), wobei die Probleme der Interaktion mit der antiretroviralen Therapie sehr groß sind. Die Phase bis zum Eintritt eines suffizienten Plasmaspiegels wird beispielsweise durch Clobazam (z.B. 3 x 10 mg/Tag) überbrückt. Die Bestimmung von Antikonvulsiva-Spiegeln ist hilfreich, Ziel ist jedoch die Anfallsfreiheit und nicht das Einhalten eines bestimmten »Normbereichs«. Gerade Patienten mit einer HIV-Infektion sind nach allgemeiner Erfahrung oft mit niedriger Antiepileptika-Dosierung und niedrigem Antiepileptika-Spiegel anfallsfrei.

Kopfschmerzen während der HIV-Infektion

Kopfschmerzen sind ein bislang nur wenig beachtetes Symptom während der HIV-Infektion bzw. AIDS-Erkrankung. Häufig kommt es zu einer Komorbidität von Kopfschmerzen HIV-Infizierter mit psychiatrischen und neurologischen Erkrankungen. Insbesondere die erhöhte Inzidenz von Angsterkrankungen und verschiedenen Formen der Depression können begünstigende Faktoren für die Entstehung von Kopfschmerzen bei HIV-Infizierten sein (Singer E.J. 1996). Die schmerztherapeutische Versorgung von HIV-Infizierten ist oftmals unzureichend (Wesselmann U. 1996), obwohl mit den Standardmethoden der Schmerztherapie auch dieser Patientengruppe gut geholfen werden kann

HIV-assoziierte Kopfschmerzen

Klinische Beobachtungen sowie einige kontrollierte Studien zeigen, daß HIV-Infizierte häufig über einen bitemporalen, dumpfen Kopfschmerz ohne vegetative Begleitsymptome klagen. Dieser Kopfschmerz erfüllt semiologisch in den meisten Fällen die Kriterien für einen Spannungskopfschmerz. Die Ätiologie der Assoziation zwischen HIV-Infektion und dieser Art von Kopfschmerzen ist noch nicht endgültig aufgeklärt. Es scheint eine kausale Beziehung zur HIV-Infektion zu bestehen, weil die Inzidenz dieser Kopfschmerzen bei HIV-Infizierten größer ist als bei Nicht-Infizierten und die Querschnittsinzidenz mit zunehmendem Stadium der HIV-Infektion und der AIDS-Erkrankung bzw. mit abnehmender T4-Helferzellzahl ebenfalls zunimmt (Singer E.J. 1996).

Neben psychogenen Mechanismen werden vor allem entzündliche Veränderungen wie eine HIV-assoziierte aseptische Meningitis bzw. Meningoenzephalitis als Ursache dieser Kopfschmerzen diskutiert. Es ist vor allem auf Hirnnervenausfälle in Zusammenhang mit den Kopfschmerzen zu achten, die dann eine sofortige Indikation zu einer Liquoranalyse und einer zerebralen Bildgebung sein sollten. Die Prävalenz der HIV-assoziierten Kopfschmerzen liegt zwischen elf Prozent bei Patienten im Frühstadium und bis 64 Prozent in Spätstadien.

Die Behandlung des HIV-assoziierten Kopfschmerzes ist analog der von Spannungskopfschmerzen. Der akute Schmerz kann mit Analgetika bzw. NSAR (nichtsteroidale Antirheumatika) wie z.B. Acetylsalicylsäure, Indometacin und Paracetamol behandelt werden. Eine Behandlung mit antidepressiven Substanzen in einer mittleren Dosis (z.B. zirka 75 mg Amitryptilin) kann beim HIV-assoziierten Kopfschmerz indiziert sein, auch wenn die Kriterien für einen chronischen Spannungskopfschmerz nicht vollständig erfüllt sind. Häufig ist jedoch die medikamentöse Behandlung von Schmerzsyndromen bei HIV-Infizierten nicht ausreichend (Wesselmann U. 1996), neben Medikamenten sind daher auch Physiotherapie wie Massage und Bädertherapie indiziert. Beim chronischen HIV-assoziierten Kopfschmerz mit einer dauernden Pleozytose ist auch eine Behandlung mit Kortikosteroiden für die Dauer von etwa zwei Wochen empfohlen worden.

Kopfschmerzen durch opportunistische Infektionen und Neoplasmen

Symptomatische Kopfschmerzen, die durch die sogenannten AIDS definierenden Erkrankungen verursacht werden, sind eher selten und können in den meisten Fällen leicht diagnostiziert werden. Die Gesamtprävalenz dieser sekundären Kopfschmerzen liegt bei zirka drei Prozent aller HIV-Infizierten mit Kopfschmerzen (Singer E.J. 1996). Die häufigsten Ursachen für symptomatische Kopfschmerzen sind Meningoenzephalitiden durch Kryptokokken und die Toxoplasmose. Als HIV-spezifische Neoplasien, die symptomatische Kopfschmerzen verursachen können, kommen praktisch nur Lymphome in Betracht.

Symptomatische Kopfschmerzen können durch verschiedene Pathomechanismen verursacht werden. Einige Infektionskrankheiten rufen eine Raumforderung hervor, die zu einem erhöhten intrakraniellen Druck führt. Auch entzündliche Veränderungen durch Meningitis oder Meningoenzephalitis, die häufig mit Fieber und Meningismus verbunden sind, erzeugen Kopfschmerzen. Symptome einer intrakraniellen Drucksteigerung können darüber hinaus durch einen Pseudotumor cerebri bei AIDS hervorgerufen werden.

Auch Gesichtsschmerzen und Neuralgien können durch opportunistische Infektionen während der HIV-Infektion hervorgerufen werden. Die häufigste Ursache für Gesichtsschmerzen während der HIV-Infektion ist eine Sinusitis, die im Stadium der Immunsuppression durch viele Arten von Bakterien oder Parasiten hervorgerufen werden kann und häufig zu Rezidiven neigt. Die Behandlung dieser Sinusitiden sollte streng nach Resistogramm erfolgen und muss häufig auch während asymptomatischer Phasen fortgesetzt werden.

Auch die postherpetische Neuralgie scheint bei HIV-Infizierten häufiger vorzukommen als bei Nicht-Infizierten. Sie sollte mit Aciclovir und mit Carbamazepin oder anderen Membranstabilisatoren behandelt werden. Für die letztgenannte Medikamentengruppe ist allerdings grundsätzlich zu beachten, dass es teilweise zu ausgeprägten Plasmaspiegelsenkungen anderer Medikamente kommen kann. Die Diagnose von symptomatischen Kopfschmerzen während der HIV-Infektion muss durch bildgebende Verfahren wie MRT oder CCT und durch Liquoranalysen inklusive Druckmessung bestätigt werden.

Die Behandlung der Kopfschmerzen, die durch opportunistische Infektionen oder Neoplasien während der HIV-Infektion verursacht werden, unterscheidet sich nicht grundsätzlich von der bei Patienten ohne Immunsuppression. Auch während der HIV-Infektion sollten zerebrale Ödeme mit Kortikosteroiden (z.B. Prednison 20 bis 30 mg pro Tag) behandelt werden. Bestrahlung ist die Methode der Wahl bei Lymphomen. Die medikamentöse Schmerztherapie sollte nach dem WHO-Stufenschema erfolgen bis hin zur Verabreichung von Morphinderivaten. Eine falsche Vorsicht bei ehemals drogenabhängigen HIV-Infizierten kann jedoch auch zu einer Unterversorgung mit schmerztherapeutisch notwendigen Opiaten führen.

Kopfschmerzen als Nebenwirkung der HIV-assoziierten Therapie

Kopfschmerzen sind eine typische unerwünschte Arzneimittelwirkung von antiretroviralen Medikamenten und können zu einer eingeschränkten Compliance bei der Einnahme dieser Mittel führen. Über Kopfschmerzen wird bei praktisch allen heute bekannten antiretroviralen Substanzen als unerwünschte Arzneimittelwirkung berichtet, jedoch in unterschiedlicher Ausprägung. Daher ist eine differenzierte Betrachtung sinnvoll.

Vor allem Azidothymidin (AZT) kann Kopfschmerzen verursachen. In kontrollierten Studien wird die Häufigkeit von Kopfschmerzen als relevante Nebenwirkung von AZT mit 16 bis 50 Prozent angegeben. Die meisten Patienten beklagen diesen durch AZT verursachten Kopfschmerz nur innerhalb der ersten Wochen der Einnahme. Mit dem Absetzen von AZT aufgrund dieser Beschwerden sollte einige Wochen bis zur endgültigen Entscheidung gewartet werden. Nur bei der Minderzahl der Patienten mit AZT-assoziierten Kopfschmerzen ist das Absetzen der Medikation notwendig. Alternativen sind dann z.B. Didanosin und Zalcitabin.

Die Behandlung von HIV-assoziierten oder AIDS-definierenden Erkrankungen kann ebenfalls Kopfschmerzen als Nebenwirkung der Medikation nach sich ziehen. Am wichtigsten sind hierbei Medikamente zur Behandlung der Toxoplasmose (Trimethoprim), antimykotische Substanzen (Fluconazol, Amphotericin) und Methotrexat.

Veränderungen primärer Kopfschmerzen während der HIV-Infektion

Es kann davon ausgegangen werden, dass primäre Kopfschmerzen wie Migräne und Spannungskopfschmerzen bei HIV-infizierten Menschen die gleiche Prävalenz aufweisen wie in der Gesamtbevölkerung. In einem prospektiv untersuchten Kollektiv von 131 unselektierten HIV-Infizierten in verschiedenen Stadien der HIV-Infektion bzw. der AIDS-Erkrankung konnte bei 16 Prozent eine Migräne und bei 45.8 Prozent ein Spannungskopfschmerz diagnostiziert werden, die jeweils bereits vor der Infektion bestanden hatten. Es ließ sich ein signifikanter Rückgang der Migräne hinsichtlich Attackenfrequenz sowie Intensität und ein signifikanter Anstieg der Spannungskopfschmerzen in denselben Parametern während der Infektion nachweisen werden (Evers S. 2000).

Der Rückgang der Migräne im Hinblick auf Frequenz und Intensität sowie die Zunahme der Spannungskopf-

schmerzen kann durch verschiedene Hypothesen erklärt werden:
- Es ist möglich, dass die migränespezifische neurogene Entzündung der Gefäßwände durch die Immunprozesse der HIV-Infektion moduliert bzw. beeinträchtigt wird. Möglicherweise ist die Immunantwort auf die eine Migräne auslösenden Reize eingeschränkt.
- Die Patienten mit einer Einnahme von AZT zeigten einen stärkeren Rückgang ihrer Migräne. Möglicherweise besitzt AZT eine gewisse migräneprophylaktische Wirkung.
- Der Anstieg der Spannungskopfschmerzen während der HIV-Infektion kann zumindest z.T. auf eine aseptische Meningitis durch das HIV selbst zurückgeführt werden und entspricht dann dem sogenannten HIV-assoziierten Kopfschmerz. Die Kopfschmerzen von HIV-Infizierten, die semiologisch einem Spannungskopfschmerz entsprechen, stellen somit wahrscheinlich eine heterogene Gruppe dar.

Die Behandlung der primären Kopfschmerzen während der HIV-Infektion unterscheidet sich nicht von der Behandlung Nicht-Infizierter. Selektive Serotonin-Agonisten können mit gutem Erfolg eingesetzt werden. Analgetika wie Acetylsalicylsäure, Indometacin und Paracetamol können die Toxizität von AZT steigern. Acetylsalicylsäure sollte bei HIV-Infizierten mit einer Thrombopenie oder Koagulopathie, die während der HIV-Infektion relativ häufig auftreten, vermieden werden. Bei leichteren Verlaufsformen des Spannungskopfschmerzes können antidepressive Medikamente in einer niedrigen Dosis wirksam sein.

Ätiologie verschiedener Kopfschmerzformen während der HIV-Infektion

1. HIV-assoziierte Kopfschmerzen: septische oder aseptische Meningitis während der akuten HIV-Erkrankung oder während der Latenzzeit
2. Kopfschmerzen durch opportunistische Infektionen oder intrakranielle Neoplasien: Meningitis oder Raumforderung mit intrakranieller Drucksteigerung
3. Kopfschmerzen als Nebenwirkung der antiretroviralen Therapie: z.B. AZT-assoziierte Kopfschmerzen
4. Vorbestehende idiopathische Kopfschmerzen: Verbesserung der Migräne und Verschlechterung des Spannungskopfschmerzes im Verlauf der HIV-Infektion

Ursachen für symptomatische Kopfschmerzen von HIV-Infizierten

Die Häufigkeit ist angegeben als der Anteil an allen HIV-Infizierten mit symptomatischen Kopfschmerzen. Die Gruppierung der Häufigkeit erfolgte aufgrund einer Metaanalyse der bisher publizierten Studien zu Kopfschmerzen während der HIV-Infektion.

Häufige Ursachen
(>zehn Prozent)
- Meningitis/Meningoenzephalitis durch Kryptokokken (in den meisten Studien als häufigste Ursache nachgewiesen)
- Toxoplasmose (fokal und diffus)

Weniger häufige Ursachen
(zwei bis zehn Prozent)
- Herpes zoster
- Herpes-simplex-Enzephalitis
- PML (Progressive multifokale Leukenzephalopathie)
- Zerebrale Candidose
- Zerebrales Lymphom
- Sinusitis

Seltene Ursachen
(< zwei Prozent)
- Meningeosis leucaemica
- Mykobakterien (insbesondere atypische)
- Bakterieller Abszess/bakterielle Meningitis
- Pseudotumor cerebri
- Syphilis
- Postherpetische Neuralgie
- ZNS-Aspergillom

Liquoranalyse bei HIV-Infektion und AIDS

Die Probengewinnung und Probenbehandlung muss sehr sorgfältig durchgeführt werden. Zur aussagekräftigen Liquoranalytik ist das strikte Einhalten der Verfahrensrichtlinien zur Liquorgewinnung und zum Transport unabdingbar. Diese beinhaltet neben der Vollständigkeit des zu untersuchenden Materials (immer Liquor und Serum) Angaben über den Zeitraum zwischen Abnahme und Analyse des Liquors. Im Einzelnen sind die nachfolgend genannten Punkte wesentlich.

Vorgehen bei Liquoranalyse
- Abnahme von 5-10 ml Liquor in 2 Liquorröhrchen
- Abnahme von 5 ml Vollblut zur Serumgewinnung
- Maximales Intervall zwischen Punktion und Analyse eine Stunde
- Angabe der Punktionsart: lumbal (subokzipital/Ventrikelshunt)
- Hinweise auf artefizielle Blutung
- Verdachtsdiagnose
- Spezifikation der gewünschten Analysen

Im Rahmen der Liquorzytologie wird neben der quantitativen Analyse der Zellzahl mit unterschiedlichen Färbetechniken eine Zelldifferenzierung (Granulozyten, Lymphozyten, neoplastische Zellen etc.) durchgeführt. Typische Konstellationen können bereits wichtige indirekte Hinweise auf die zugrundeliegende Erkrankung liefern.

In der Liquorproteinanalytik wird neben der Beschreibung des Funktionszustandes der Blut-Hirn-Schranke die ZNS-eigene intrathekale Synthese von Immunglobulinen untersucht. Hierzu werden die Quotienten der Konzentrationen von Albumin sowie der zu untersuchenden Immunglobuline in Liquor und Serum in Beziehung gesetzt. Dies geschieht anhand des Reiber-Schemas, das eine exakte Interpretation der Daten ermöglicht und in den neurochemischen

Laboratorien in der Routine eingesetzt wird (Reiber 1980).

Sollte mittels dieser Methoden keine intrathekale Immunglobulinsynthese nachweisbar sein, so kann versucht werden, sogenannte oligoklonale Banden im Liquor nachzuweisen. Diese werden nach elektrophoretischer Trennung der Liquorproteine bestimmt und stellen, falls sie nicht auch im Serum gefunden werden, einen besonders empfindlichen Parameter einer lokalen IgG-Produktion im ZNS dar. Der Nachweis oligoklonaler Banden im Liquor kann somit ein wichtiger Hinweis bei der Diagnostik der HIV-1-assozierten Enzephalopathie – auch bei sonst unauffälligem Liquorbefund – sein.

Die klassischen immunologischen Methoden des indirekten Erregernachweises sind im Falle opportunistischer Infektionen bei HIV-Infektion nur in eingeschränktem Maße aussagefähig und klinisch verwendbar, weil die Grundkrankheit zur Immuninkompetenz führt. Die Diagnose der HIV-Infektion selbst kann jedoch mittels Antikörperbestimmung und PCR mit hoher Sicherheit gestellt werden. Zur Bestimmung der intrathekal synthetisierten spezifischen Antikörperfraktion wird der Antikörperindex errechnet. Dieser erlaubt die Diagnose einer spezifischen Infektion des ZNS.

Bei bakteriellen Erkrankungen gilt, dass der kulturelle Erregernachweis anderen diagnostischen Methoden überlegen ist (z.B. Tuberkulose). Bei opportunistischen Virusinfektionen nimmt dagegen der spezifische Nachweis des Erregergenoms (DNA oder RNA) durch die Polymerase-Kettenreaktion (PCR) einen immer größeren Raum ein. Diese Methode erlaubt den Nachweis minimaler DNA/RNA-Mengen in höchster Spezifität unter der Voraussetzung, dass während der Probengewinnung und -aufbereitung Kontaminationen ausgeschlossen werden, die selbstverständlich mit der gleichen enormen Sensitivität der Methode zu falsch-positiven Ergebnissen führen können. Die PCR wird weiter rasch die indirekten, immunologischen Methoden in der Diagnostik akut entzündlicher Erkrankungen ablösen (PCR ist schneller als jede Kultur). So ist die PCR auch in der Diagnostik der HIV-Infektion den immunologischen Methoden überlegen, weil sie auch zu Beginn der Infektion und während des mittleren Verlaufes eine hohe Sensitivität besitzt. PCR-Methoden sind zur Zeit sicher evaluiert für die im folgenden aufgelisteten Erreger:

Erregernachweis mittels PCR (primär steriles Material)

HIV-1
HIV-2
Zytomegalie-Virus
Herpes-simplex-Virus
JC-Virus
Varizella-Zoster-Virus
Mycobacterium tuberculosis
Atypische Mykobakterien
Treponema pallidum
Toxoplasma gondii
Candida albicans
Cryptococcus neoformans

Grundsätzlich gilt jedoch auch für die PCR, dass ein negatives Ergebnis eine Infektion nicht ausschließt. Wegen der bekannten Stichprobenproblematik ist es unverzichtbar, mehrere Proben zu untersuchen und soweit möglich alle zur Verfügung stehenden Methoden des Erregernachweises miteinander zu kombinieren, um so die größtmögliche diagnostische Sicherheit zu erlangen.

Der Liquordiagnostik spezieller Krankheitsbilder kommt angesichts der Vielzahl von primären und opportunistischen, meist entzündlichen Neuromanifestationen der HIV-Infektion ein entscheidender Wert zu. In vielen Fällen gelingt es jedoch nur durch Einordnung des Liquorbefundes in die Gesamtheit der Untersuchungsbefunde, eine Diagnose zu stellen, weil oftmals richtungsweisende Liquorbefunde wegen des Immunmangelsyndroms fehlen. Die PCR-Diagnostik stellt in diesem Zusammenhang eine echte und entscheidende Weiterentwicklung dar, weil sie extrem spezifische und auch sensitive Befunde zu liefern vermag. Die Zahl der zur Verfügung stehenden PCR-Reaktionen wächst zunehmend, wobei jedoch nicht in jedem Fall eine genaue Evaluation der Tests vorliegt. Dennoch sollten angesichts der angemerkten differentialdiagnostischen Probleme die Möglichkeiten der PCR-Diagnostik voll ausgeschöpft werden.

Die **akute HIV-1-Meningoenzephalitis** tritt typischerweise zur Zeit der Serokonversion auf, kann sich aber auch in späteren Stadien der Erkrankung manifestieren. Liquoranalytisch zeigt sich eine mäßige lymphozytäre Pleozytose. Daneben ist regelhaft eine Funktionsstörung der Blut-Hirn-Schranke nachzuweisen. Die spezifische Infektion wird mittels PCR-Reaktion nachgewiesen, wobei diese qualitativ und quantitativ durchgeführt werden kann. Quantitative Methoden erlauben die Bestimmung des sogenannten »viral load« der als ein unabhängiger und prognostischer Indikator dient. Eine Korrelation des viral load im Liquor mit der HIV-assoziierten Demenz oder Neuropathie ist jedoch nur eingeschränkt möglich, weil Liquor und ZNS zwei unterschiedliche Kompartimente darstellen, und somit der viral load des Liquors nicht mit dem des Kompartiments ZNS gleichzusetzen ist (McArthur J.C. 1997).

Im Gegensatz zur nicht HIV-1-assoziierten Polyneuroradikulitis findet sich hier nur in einer geringeren Zahl der Fälle das typische Liquorsyndrom der zytoalbuminären Dissoziation mit hohen Proteinkonzentrationen bei kaum erhöhter Zellzahl. In den meisten Fällen zeigt sich nur eine geringe Störung der Schrankenfunktion, wobei eine mäßige lymphozytäre Pleozytose besteht. Der Liquorbefund allein ist also nur in wenigen Fällen als richtungsweisend für die Diagnose anzusehen.

Bei der **HIV-1-assoziierten Enzephalopathie** sind die Liquorbefunde weder einheitlich noch richtungsweisend. In etwa fünf bis zehn Prozent der Fälle kann neben einer mäßigen Erhöhung des Gesamteiweißes sowie der

Immunglobuline eine milde lymphozytäre Pleozytose (bis etwa 50 Zellen/µl) gefunden werden. Regelhaft zeigen sich oligoklonale Banden im Liquor, und die PCR weist das HI-Virus nach. Zur Differentialdiagnose zwischen der Toxoplasmose und einem zerebralen Lymphom erlaubt der Routineliquorbefund keine sichere Differenzierung. Auch gelingt in den wenigsten Fällen die Diagnosesicherung durch den Nachweis spezifischer Antikörper. Ein PCR-Nachweis von Toxoplasma gondii ist evaluiert worden (Tachikawa N. et al. 1999).

Bei dem Erreger **der progressiven multifokalen Leukenzephalopathie (PML)** handelt es sich um das JC-Virus. Die Liquorbefunde bei PML sind unspezifisch und zeigen eine geringe lymphozytäre Pleozytose, leichte Schrankenstörung und gelegentlich eine intrathekale IgG-Synthese. Eine Kultur des Erregers ist nicht möglich. Eine PCR ist evaluiert worden und steht zur Verfügung. Wiederholte Untersuchungen können notwendig sein, um ein positives Resultat zu erhalten. In Fällen, bei denen der Nachweis des JC-Virus mittels PCR nicht gelingt, ist in Abhängigkeit von der Gesamtkonstellation eine Biopsie indiziert.

Bei der Zytomegalie-Virus-Infektion kann das Virus nur in den seltensten Fällen aus dem Liquor angezüchtet werden. Im Falle der **CMV-Enzephalitis** wird eine leichtgradige lymphozytäre Pleozytose sowie eine Schrankenstörung und Immunglobulinvermehrung im Liquor gefunden. Der indirekte Nachweis des Virus durch den Verlauf von Antikörper-Titern gelingt in der Regel. Die PCR-Reaktion ist für die Routinediagnostik etabliert.

Wie das CMV ist auch das Herpes-simplex-Virus (HSV) nur in den seltensten Fällen durch direkte Anzucht nachzuweisen. Im Falle der **HSV-Enzephalitis** ähnelt der Liquorbefund dem der CMV-Infektion, das Gesamteiweiß und die Immunglobuline sind erhöht, und es besteht eine lymphozytäre Pleozytose. Sensitive HSV-Antikörpertests stehen zur Verfügung, auch eine PCR-Reaktion ist evaluiert.

Richtungsweisend für die **tuberkulöse Meningitis** ist eine gemischte Pleozytose aus Lymphozyten und Granulozyten bis zu mehreren hundert Zellen/ul, eine starke Eiweißvermehrung bis zu 3-4 g/l sowie ein extremer Abfall des Liquorzuckers bis unter die Nachweisgrenze. Dieser typische Liquorbefund rechtfertigt bei entsprechender Klinik allein die spezifische Therapie. Der direkte Erregernachweis gelingt selten durch die kulturelle Anzüchtung, häufiger durch die wiederholt durchgeführte PCR (Miorner 1995). Die Spezifität ist befriedigend (>90 Prozent). Da jedoch falsch positive Befunde vorkommen können, die wahrscheinlich durch nicht-pathogene Mykobakterien verursacht werden, sollte immer eine zweite Probe zur Bestätigung untersucht werden. Im Falle einer Infektion mit atypischen Mykobakterien (M. avium) findet sich kaum ein richtungsweisender Liquorbefund. PCR-Tests sind evaluiert, eine Kultur des Erregers gelingt nicht immer, so dass eine bioptische Klärung notwendig werden kann.

Der Liquorbefund bei **Neuromanifestation einer Syphilis** im Stadium II ähnelt dem der primären HIV-Meningoenzephalitis (lymphozytäre Pleozytose, Erhöhung von Gesamteiweiß und Immunglobulinen, positive oligoklonale Banden). Ein Erregernachweis durch direkte Anzucht gelingt in der Minderheit der Fälle. Erst der positive VDRL-Test erlaubt die Diagnose der Syphilis. Dieser gelingt jedoch nur in 30 bis 70 Prozent der Fälle. Ob die kürzlich evaluierte PCR-Reaktion diese diagnostische Lücke schließt, kann mit letzter Sicherheit zum heutigen Zeitpunkt nicht beantwortet werden (Pietravalle M.1999).

Bei der **Kryptokokkose** findet sich zu 50 Prozent eine monozytäre Pleozytose mit leichter Eiweißvermehrung, erniedrigtem Zucker und intrathekaler IgG-Synthese. Mittels wiederholter Untersuchungen im Tuschepräparat gelingt es häufig, den Erreger aufgrund seiner Kapselformation in der direkten Lichtmikroskopie zu identifizieren. Darüber hinaus eignen sich Antikörper-Suchtests und der Nachweis von Kryptokokkenantigen zur Primärdiagnostik und zur Verlaufsbeurteilung.

Literatur

Arendt G, Hefter H, Buescher L, Elsing C, Freund HJ: Improvement of motor performance in HIV-patients unter AZT-therapy. Neurology (1992) 42:891-895

Arendt G, Hefter H, Nelles HW, Hilperath F, Strohmeyer G: Age dependent decline in cognitive information processing of HIV positive individuals detected by event-related recordings. J Neurol Sci (1993) 115:223-229

Artigas J, Grosse G, Niedobitek G: Vacuolar myelopathy in AIDS. A morphological analysis. Path Res Pract (1990) 186:228-237

Berger JR. Neurosyphilis in human immunodeficiency virus type I seropositive individuals. A prospective study. Arch Neurol (1991) 48:700-702

Bradly WG, Shapshak P, Delgado S, Nagano I, Stewart R, Rocha B: Morphometric analysis of the peripheral neuropathy of AIDS. Muscle Nerve (1998) 21:1188-1195

Brilla R, Nabavi DG, Schulte-Altedorneburg G, Kemény V, Reichelt D, Evers S, Schiemann U, Husstedt IW. Cerebral vasculopathy in HIV infection revealed by transcranial doppler. A Pilot study. Stroke (1999) 30:811-813

Chavanet PY, Giroud M, Lancon JP, Borsotti JP, Waldner-Combernoux AC, Pillon D, Maringe E, Caillot D, Portier H: Altered peripheral nerve conduction in HIV-patients. Cancer Detect Prev (1988) 12:249-255

Childs EA, Lyles RH, Selnes OA, Chen B, Miller EN, Cohen BA, Becker JT, Mellors J, McArthur JC: Plasma viral load and CD4 lymphocytes predict HIV-associated dementia and sensory neuropathy. Neurology (1999) 52:607-613

Clark SJ, Saag MS, Decker WD, Campbell-Hill S, Roberson JL, Veldkamp PJ, Kappers JC, Hahn BH, Shaw GM: High titers of cytopathic virus in plasma of patients with symptomatic primary HIV-1-infection. N Engl J Med (1991) 14:954-960

Clifford BD. Focal brain lesions in people with HIV. Current Treatment Options in Neurology (1999) 1:167-172

Cornblath DR, McArthur J, Kennedy PG, Witte AS, Griffin JW: Inflammatory demyelinating peripheral neuropathies associated with human T-cell lymphotropic virus type III infection. Ann Neurol (1987) 21:32-40

Di Palma F, Tochetti A: Clinical experience with gabapentin in AIDS-related sonsory polyneuropathy. 17th Annual Scientific Meeting of the American Pain Society, San Diego (1990) Abstract 820.

Diehl B, Evers S, Sylvester E, Sprinz A, Husstedt IW: Das Routineelektroenzephalogramm zur Verlaufsdokumentation bei Patienten mit HIV-Infektion unterschiedlicher Stadien. Eine Langzeituntersuchung. Nervenarzt (1998) 6:485-489

Eggers C. et al. für die Deutsche Neuro-AIDS-Arbeitsgemeinschaft (DNAA): HIV-assoziierte Enzephalopathie und Myelopathie. Nervenarzt (2000) 71:677-684

Evers S, Grotemeyer KH, Reichelt D, Lüttmann S, Husstedt IW: Impact of antiretroviral treatment on AIDS dementia: a longitudinal prospective event-related potential study. J Acquir Immune Defic Syndr (1998) 17:143-148

Evers S, Husstedt IW, Lüttmann S, Bauer B, Grotemeyer KH: Event-related potentials

99

in HIV infection. Arch Neurol (1996) 53:715-716

Evers S, Wibbeke B, Reichelt D, Suhr B, Brilla R, Husstedt IW: The impact of HIV infection on primary headache. Pain (2000) 85:191-200

Felgenhauer K, Beuche W. Labordiagnostik neurologischer Erkrankungen. Liquoranalytik und -zytologie, Diagnose- und Prozessmarker. Thieme-Verlag, Stuttgart (1999)

Gheradi RK, Chrétien F, Delfau-Larue MH, Authier FJ, Moulignier A, Roulland-Dussoix D, Belec L: Neuropathy in diffuse infiltrative lymphocytosis syndrome. An HIV neuropathy, not a lymphoma. Neurology (1998) 50:1041-1044

Giesen HJ, Hefter H, Jablonowski H, Arendt G: Stavudine and the peripheral nerve in HIV-1 infected patients. J Neurol (1999) 246:211-217

Gießen v. HJ, Neuen-Jacob E, Dörries K, Jablonowski H, Roick H, Arendt G. diagnostic criteria and clinical procedures in HIV-1 associated progressive multifocal leukoencephalopathy. J Neurol Sci (1997) 147:63-72

Goedert JR, Coté TR, Virgo P, Scoppa Schrittmacher, Kingma DW, Gail MH, Jaffe ES, Biggar RJ, for the AIDS-Cancer Match Study Group. The Lancet (1998) 351: 1833-1839

Hall CD, Messenheimer JA, Vaughn BV: Clinical Neurophysiological testing in Human Immunodefiency Virus infection. In: Berger JR, Levy RM (eds): AIDS and the Nervous System, Second Edition. Lippincott-Raven Publishers, Philadelphia (1997) p. 279-296

Happe S, Besselmann M, Matheja P, Rickert CH, Schuierer G, Reichelt D, Husstedt IW: Cidofovir (Vestide) in der Therapie der Progressiven Multifokalen Leukoenzephalopathie (PML) bei AIDS. Literaturübersicht und Beschreibung zweier Fälle. Nervenarzt (1999) 70:935-943

Happe S, Lüneborg N, Rickert CH, Heese C, Reichelt D, Schuierer G, Schul C, Husstedt IW: Progressive multifokale Leukenzephalopathie (PML) im Verlauf der AIDS-Erkrankung. – Übersicht und retrospektive Analyse von 17 Patienten –. Nervenarzt (2000) 71:96-104

Happe S, Milbradt O, Heese C, Oelerich M, Schul C, Reichelt D, Husstedt IW: Primäres Lymphom des zentralen Nervensystems als Neuromanifestation im AIDS-Stadium. Nervenarzt (2001) 72: Im Druck

Harrison MJG, Justin C, McArthur JC: AIDS and Neurology. Churchill Livingstone, London (1995)

Hausmann R, Witheman ML, Donovan Post MJ, Sklar EML: Neuroimaging of aquired immunodeficiency syndrome. In: Berger JR, Levy RM (eds): AIDS and the Nervous System, Second Edition. Lippincott-Raven Publishers, Philadelphia (1997) p. 297-382

Ho DD: Time to hit HIV hard and early. N Engl J Med (1995) 333: 450-451

Husstedt IW, Evers S, Reichelt D, Lang S, Kammer-Suhr B, Weltermann B, Westermann D: Ereigniskorrelierte Potentiale und HIV-assoziierte Enzephalopathie unter HAART im Vergleich zu ART, antiretroviraler Monotherapie und antiretroviral naiven Patienten. In: Jäger H (Hrsg): Mit AIDS leben. Prävention, Therapie, Behandlungsalternativen, psychosoziale Aspekte (1999) S. 160-162

Husstedt IW, Evers S, Stögbauer F, Schuierer G: Neurologische Manifestationen der HIV-1-Infektion/AIDS. In: Husstedt IW (Hrsg) HIV und AIDS – Fachspezifische Diagnostik und Therapie. Springer Verlag Heidelberg (1998) S. 206-273

Husstedt IW, Reichelt D, Schmidt RE, Sutor GC, Plettenberg A, Stoehr A, Arasthéh K, Träder C, Stoll M: Klinischer Erfahrungsbericht über den Einsatz von Atovaquon als Compassionate-Use-Programm. Nervenheilkunde (1999) 18:260-263

Husstedt IW, von Giesen HJ, Rosenkranz T, Schielke E, Evers S, Arendt G: Differentialdiagnose und -therapie der HIV-assoziierten Polyneuropathien und Myopathien. Med Welt (1998) 49 (Suppl. 10a):47-51

Jolles S, Kinloch de Loes S, Johnson MA: Primary HIV-1-infection: A new medical emergency? Recognition of this initial illness may permit early diagnosis and treatment. BMJ (1996) 312:1243-1244

Kinloch de Loes S, Hirschel BJ, Hoen B, Cooper DA, Tindall B, Carr A, Saurat JH, Clumeck N, Lazzarin A, Mathiesen L: A controlled trial of zidovudine in primary human immunodeficiency virus infection. N Engl J Med (1996) 333:408-413

Lantos PL, McLaghlin JE, Scholtz CL, Berry CL, Tighe JR: Neuropathology of the brain in HIV-infection. The Lancet (1989) 1 8633:309-311

Lüttmann S, Husstedt IW, Lügering N, Heese C, Stoll R, Domschke W, Evers S, Kuchelmeister K, Gulotta F: Cytomegalievirus encephalomyelomeningoradiculitis in acquired immunodeficiency syndrome (AIDS). J Infect (1997) 35:78-81

Malessa R, Pfister W: HIV-Infektion und AIDS: Neurologische Manifestationen. In: Brandt T, Dichgans J, Diener HC (Hrsg): Therapie und Verlauf neurologischer Erkrankungen. Kohlhammer, Stuttgart (1999) S. 472-500

Mara CM: Syphilis, human immunodeficiency virus, and the nervous system. In: Berger JR, Levy RM (eds.). AIDS and the nervous system, second edition. Lippincott-Raven Publishers, Philadelphia (1997) 677-691

Markus R, Brew BJ: HIV-1 peripheral neuropathy and combination antiretroviral therapy. Lancet (1998); 352:1906-1907

Martinez AJ, Sell M, Mitrovics T, Stoltenburg-Didinger G, Iglesias-Rozas JR, Giraldo-Velasquez MA, Gosztonyi G, Schneider V, Cervos-Navarro J: The neuropathology and epidemiology of AIDS. A Berlin experience. A review of 200 cases. Pathol Res Pract (1995) 5:427-443

McArthur JC, Hoover DR, Bacellar H, Miller EN, Cohen BA, Becker JT, Graham NM, McArthur JH, Selnes OA, Jacobson LP: Dementia in AIDS-patients: incidence and risk factors. Multicenter AIDS Cohort Study. Neurology (1993) 43:2245-2252

McArthur JC, McClernon DR, Cronin MF, Nance-Sproson TE, Saah AJ, St Clair M, Lanier ER: Relationship between human immunodeficiency virus-associated dementia and viral load in cerebrospinal fluid and brain. Ann Neurol (1997) Nov; 42 (5):689-98

McArthur JC, Selnes OA: Human immunodeficiency virus-associated dementia. In: Berger JR, Levy RM. (eds): AIDS and the Nervous System, Second Edition. Lippincott-Raven Publishers, Philadelphia (1997) S.527-567

McArthur JC: Neurologic manifestations of AIDS. Medicine (1987) 66:407-437

Michaels SH, Clark R, Kissinger P: Declining morbidity and mortality among patients with advanced HIV infection. N Engl J Med (1998) 339:405-406

Moulignier A, Authier FJ, Baudrimont M, Pialoux G, Belec L, Polivka M, Clair B, Gray F, Mikol J, Gherardi RK: Peripheral neuropathy in human immunodeficiency virus-infected patients with the diffuse infiltrative lymphocytosis syndrome. Ann Neurol (1997); 41:438-445

Nomenclature and research case definitions for neurologic manifestations of human immunodeficiency virus-type 1 infection. Report of a working group of the American Academy of Neurology AIDS task force. Neurology (1991) 41:778-785

Nuovo GJ, Gallery F, Mac Connel P, Braun A: In situ detection of PCR-amplified HIV-1 nucleic acids and tumor necrosis factor alpha-RNA in the CNS. Am J Pathol (1995) 144:659-666

Petito CK, Cho ES, Lemann W: Neuropathology of acquired immunodeficiency syndrome (AIDS): An autopsy review. J Neuropath & Exper Neurol (1986) 45: 635-646

Petito CK: HIV infection and the blood-brain barrier. In: Pardrigdge WM (eds): An introduction to the blood-brain barrier: Methodology, Biology and Pathology. p. 419-426. Cambridge University Press Cam-bridge

Petito CK: Myelopathies. In: Scaravilli F (ed) The Neuropathology of HIV-Infection. Springer-Verlag London (1993). S. 187-199

Pietravalle M, Pimpinelli F, Maini A, Capoluongo E, Felici C, D'Auria L, Di Carlo A, Ameglio F: Diagnostic relevance of polymerase chain reaction technology for T. pallidum in subjects with syphilis in different phases of infection. New Microbiol (1999) Apr; 22(2):99-104

Price RW, Brew BJ: The AIDS dementia complex. J Infect Dis (1988) 158:1079-1083

Reiber H: The discrimination between different blood-CSF barrier dysfunctions and inflammatory reactions of the CNS by a recent evaluation graph for the protein profile of cerebrospinal fluid. J Neurol (1980); 224 (2):89-99

Röttgers HR, Weltermann BM, Evers S, Husstedt IW: Psychiatrische Akutsymptomatik als Erstmanifestation einer HIV-Infektion. Differentialdiagnostische, therapeutische und medizinrechtliche Probleme. Nervenarzt (1999) 71:404-410

Ruiz A, Ganz WI, Donovan-Post JM: Use of thallium-201 brain-SPECT to differentiate cerebral lymphoma from toxoplasma encephalitis in AIDS patients. AJNR (1994) 15:1885-1894

Salim YS, Faber V, Skinhoj P, Lerche B, Soeberg B, Mikkelsen S, Klinken L, Trojaborg W, Jakobsen J, Kamieniecka Z: Plasmapheresis in a treatment of peripheral HIV neuropathy. Ugeskr Laeger (1989) 27:1754-1756

Schielke E, Pfister HW, Einhäupl KM: Peripheral facial nerve palsy associated with HIV infection. Lancet (1989)1 8637:553-554

Schielke E. et al. für die Deutsche Neuro-AIDS-Arbeitsgemeinschaft (DNAA): Erkrankungen des peripheren Nervensystems und der Muskulatur bei HIV-Infektion. Nervenarzt (2000) 71:442-450

Schmid P, Conrad A, Syndulko K, Singer EJ, Handley D, Li X, Tao G, Fahy-Chandon B, Tourtellotte WW: Quantifying HIV-1 proviral DNA using the polymerase chain reaction on cerebrospinal fluid and blood of seropositive individuals with and without neurologic abnormalities. J Acq Immune Defic Syndr (1994) 7:777-788

Schneider C, Dalakas MC, Toyka KV, Said G, Hartung HP, Gold R: T-cell apoptosis in inflammatory neuromuscular disorders associated with human immunodeficiency virus infection. Arch Neurol (1999) 56:79-83

Singer EJ, Kim J, Fahy-Chandon B, Datt A, Tourtellotte WW: Headache in ambulatory HIV-1-infected men enrolled in a longitudinal study. Neurology 46: 487-94 (1996)

Singer EJ, Syndulko K, Tourtellotte WW: Neurodiagnostic testing in human immunodeficiency virus infection (cerebrospinal fluid). In: Berger JR, Levy RM (eds): AIDS and the Nervous System, Second Edition. Lippincott-Raven Publishers, Philadelphia (1997) p. 255-278

Tachikawa N, Goto M, Hoshino Y, Gatanaga H, Yasuoka A, Wakabayashi T, Katano H, Kimura S, Oka S, Iwamoto A: Detection of Toxoplasma gondii, Epstein-Barr virus, and JC virus DNAs in the cerebrospinal fluid in acquired immunodeficiency syndrome patients with focal central nervous system complications. Intern Med (1999) Jul; 38(7):556-62

Takahahi K, Wesselingh SL, Griffin DE, McArthur JC, Johnson RT, Glass JD: Localization of HIV-1 in human brain using polymerase chain reaction/in situ hybridization and immunocytochemistry. Ann Neurol (1996) 39:705-711

Weber T: Comparative analysis of intrathecal antibody synthesis and DANN amplification for the diagnosis of cytomegalovirus infection of the central nervous system in AIDS patients. J Neurol (1994) 241:407-414

Weltermann B, Röttgers HR, Lüdemann P, Evers S, Reichelt D, Husstedt IW. Kryptokokkenmeningoenzephalitis von HIV-infizierten Immigranten. Diagnostische unter therapeutische Aspekte unter Berücksichtigung der »evidence-based medicine« – Ein Überblick. Nervenarzt (1999) 70:364-400

Wesselmann U: Schmerzsyndrome bei AIDS. Anaesthesist 45: 1004-1014 (1996)

Wiley CA, Schrier RD, J.A.N Lampert PW, M.B.O: Cellular localization of HIV infection within the brains of AIDS patients. Proc Nat Acad Sci (1986) 83:7089-7093

Wolcott DL, Diley JW, Mitsuyasu RT: AIDS und Psychiatrie. In: Freedman AM, Kaplan HI, Sadock BJ, Peters UH (Hrsg.). Psychiatrie in Praxis und Klinik. Georg Thieme Verlag Stuttgart (1994) 7:227-258

Wong MC, Suite NDA, Labar DR. Seizures in human immunodeficiency virus infection. Arch Neurol (1990) 47:640-642

Younger DS, Rosoklija G, Neinstedt LJ, Latov N, Jaffe IA, Hays AP: HIV-1 associated sensory neuropathy: a patient with peripheral nerve vasculitis. Muscle Nerve (1996) 19:1364-1366

Zunker P, Nabavi DG, Allardt A, Husstedt IW, Schuierer G. HIV-associated stroke: Report of two unusual cases. Stroke (1996) 27:1694-1695

Zusammenfassung

1. Primäre und sekundäre Neuromanifestationen der HIV-Infektion finden sich in den Spätstadien bei 70 Prozent aller HIV-Infizierten, nach neuropathologischen Untersuchungen sogar bei bis zu 90 Prozent. Als primäre Neuromanifestationen werden alle Erkrankungen des Nervensystems definiert, die primär Resultat der direkten HIV-Infektion selbst sind (z.B. HIV-assoziierte Enzephalopathie) und als sekundäre Neuromanifestationen alle Erkrankungen des Nervensystems, die als Resultat des HIV-induzierten progredienten Immunmangelsyndroms auftreten (z.B. progressive multifokale Leukenzephalopathie). Primäre und sekundäre Neuromanifestationen bestehen oft parallel nebeneinander.

2. Als seltene, akute Frühformen primärer Neuromanifestationen treten bei wenigen Patienten eine akute HIV-assoziierte Meningitis und Meningoenzephalitis, ferner eine akute, HIV-assoziierte inflammatorische demyelinisierende Polyneuropathie (Guillain-Barré-Syndrom) auf.

3. Zu den chronischen Formen primärer Neuromanifestationen gehören die HIV-assoziierte Enzephalopathie, die vakuoläre Myelopathie, verschiedene Formen von Polyneuropathien sowie Myopathien.

4. Die HIV-assoziierte Enzephalopathie tritt bei zirka 30 Prozent aller Infizierten auf. Sie ist klinisch durch kognitive Störungen, Vergesslichkeit, Konzentrationsverlust, sozialen Rückzug, psychomotorische Verlangsamung, Koordinationsstörungen, Gangstörungen, pathologische Fremdreflexe und gelegentlich epileptische Anfälle gekennzeichnet. Der Nachweis erfolgt durch neurophy-siologische, neuropsychologische und neuroradiologische Verfahren. Sekundäre Neuromanifestationen wie z.B opportunistische Infektionen müssen ausgeschlossen werden. Die HIV-assoziierte Enzephalopathie stellt eine klare neurologische Indikation zur hochaktiven antiretroviralen Kombinationstherapie unter Einschluss gut ZNS-gängiger Medikamente dar.

5. Hinweise auf HIV-assoziierte Myelopathien finden sich klinisch bei bis zu sieben Prozent der HIV-Infizierten. Klinisch relevant ist die vakuoläre Myelopathie, die bevorzugt im AIDS-Stadium in Kombination mit der HIV-assoziierten Enzephalopathie auftritt. Klinisch

Zusammenfassung

ist die vakuoläre Myelopathie durch eine langsam progrediente spastische Paraparese der unteren Extremitäten oft mit Inkontinenz ohne sensible Veränderungen gekennzeichnet. Differentialdiagnostisch müssen spinale Abszesse, opportunistische Myelitiden (z.B. durch Toxoplasma gondii, Epstein-Barr-, Zytomegalie- und Herpes-simplex-Virus) ausgeschlosssen werden.

6. Polyneuropathien finden sich bereits in den Frühstadien der HIV-Infektion, in den Spätstadien bei 25 bis 84 Prozent. Die häufigste Form stellt die distal-symmetrische Polyneuropathie dar. Typische klinische Symptome sind distal beginnende Sensibilitätsstörungen, Reflexverlust und motorische Ausfälle. Zur Objektivierung und Verlaufsdokumentation und vor Beginn einer Therapie mit neurotoxischen Medikamenten ist eine Neurographie des N. peroneus und suralis notwendig. Ob eine isoliert auftretende distal-symmetrische Polyneuropathie eine Indikation zur antiretroviralen Kombinationstherapie darstellt, ist nicht endgültig geklärt. Differentialdiagnostisch muss eine distal-symmetrische Polyneuropathie, die durch neurotoxische Medikamente ausgelöst wurde, differenziert werden (z.B. DDI, DDC). Es ist oftmals zu beobachten, dass eine Behandlung mit neurotoxischen Substanzen eine bislang subklinisch vorhandene, distal-symmetrische Polyneuropathie akut klinisch exazerbieren lässt. Je nach klinischer Gesamtsituation ist eine Umstellung der neurotoxischen Medikation notwendig. Als symptomatische Therapiemaßnahme hat sich Gabapentin besonders bewährt.

7. HIV-assoziierte Myopathien treten bei zwei bis vier Prozent der HIV-Infizierten auf, klinisch relevant sind die AZT-induzierte Myopathie sowie die HIV-assoziierte Polymyositis. Klinisch finden sich Muskelschmerzen, proximal betonte Paresen und in fortgeschrittenen Stadien Muskelatrophien. Die Erhöhung der Kreatinkinase ist bei der Polymyositis ausgeprägter, myopathisch veränderte Potentiale motorischer Einheiten in der Elektromyographie sind typische Befunde. Eine endgültige differentialdiagnostische Zuordnung ist in vielen Fällen erst durch eine Muskelbiopsie möglich. Bei der AZT-induzierten Myopathie ist eine Medikamentenumstellung notwendig; die HIV-assoziierte Polymyositis wird mit Immunglobulinen sowie Prednison über 4 bis 6 Wochen behandelt.

Zusammenfassung

8. Sekundäre Neuromanifestationen treten meistens in weit fortgeschrittenen Stadien der HIV-Infektion auf. Sie sind klinisch durch eine rasch progrediente neurologische Symptomatik mit fokal-neurologischen Ausfällen, Kopfschmerzen, Fieber, hirnorganischen Alterationen und epileptischen Anfällen gekennzeichnet. Untergruppen sekundärer Neuromanifestationen sind opportunistische Infektionen, Tumoren und Schlaganfälle.

9. Wesentliche opportunistische Infektionen sind die zerebrale Toxoplasmose, die tuberkulöse Meningoenzephalitis, die progressive multifokale Leukenzephalopathie, die Neuro-Lues, die Krypto-kokken-Meningoenzephalitis, die Zytomegalie-Virus-Enzephalitis und die Herpes-simplex-Meningoenzephalitis. Zur Diagnose sind neuroradiologische Untersuchungen, serologische sowie liquoranalytische Verfahren und in begründeten Fällen eine stereotaktische Biopsie notwendig. Die Therapie muss wegen der schlechten Prognose bereits frühzeitig bei begründeter Verdachtsdiagnose erfolgen.

10. Während periphere, systemische Lymphome bei sieben bis zehn Prozent aller HIV-Infizierten auftreten, entwickeln sich primär zerebrale Lymphome des Zentralnervensystems bei ein bis zwei Prozent. Die klinische Symptomatik unterscheidet sich nicht von anderen sekundären Neuromanifestationen. Typische Befunde in der Kernspintomographie, im Thallium-SPECT, der positive Nachweis von Epstein-Barr-Virus-DNA im Liquor und gelegentlich die stereotaktische Biopsie sichern die Diagnose. Die Standardtherapie besteht in der Radiatio des Schädels und einer Kortisontherapie. Die Prognose ist insgesamt sehr schlecht.

11. Schlaganfälle und transitorisch ischämische Attacken finden sich bei einem bis zwei Prozent der HIV-Infizierten. Die klinische Symptomatik unterscheidet sich nicht von Patienten ohne HIV-Infektion, Ätiologisch müssen Kardioembolien, Rhythmusstörungen und septische Embolien bei Endokarditis berücksichtigt werden. Die Therapie orientiert sich am Patienten ohne HIV-Infektion.

12. Ein paranoid-halluzinatorisches Syndrom kann die klinische Initialsymptomatik einer HIV-Infektion sein. Depressive Syndrome finden sich bei bis zu 50 Prozent der HIV-Infizierten. Durch Thymoepileptika und psychotherapeutische Verfahren kann oft eine wesentliche Linderung erreicht werden.

13. Kopfschmerzen sind ein bisher nur wenig beachtetes Symptom der HIV-Infektion. Es ist davon auszugehen, dass idiopathische Kopfschmerzen (z.B. Migräne, Kopfschmerz vom Spannungstyp, Clusterkopfschmerz) im gleichen Ausmaß bei HIV-Infizierten auftreten wie in Bevölkerungsgruppen ohne HIV-Infektion. Differentialdiagnostisch müssen Kopfschmerzen, die durch opportunistische Infektionen und Neoplasmen sowie durch Medikamente verursacht wurden, voneinander abgegrenzt werden. Vermutlich gibt es einen eigenständigen HIV-assoziierten Kopfschmerz, dessen Grundlage die septische/aseptische Meningitis durch die HIV-Infektion darstellt. Die Therapie der idiopathischen Kopfschmerzen richtet sich nach den Therapievorgaben, die sich bei Patienten ohne HIV-Infektion bewährt haben.

14. Die Liquoranalyse muss sorgfältig vorbereitet werden. Liquor und Serum sind grundsätzlich parallel zu untersuchen. Notwendig sind Angaben über den Abnahmezeitpunkt. Neben den konventionellen Verfahren besitzt der Erregernachweis mittels PCR für HIV, CMV, HSV, JCV, VZV, atypische Mykobakterien, Treponema pallidum, Toxoplasma gondii, Candida albicans und Cryptococcus neoformans herausragende Bedeutung.

15. Epileptische Anfälle können Resultat der HIV-assoziierten Enzephalopathie, aber auch jeglicher Form sekundärer Neuromanifestationen, metabolischer Alterationen und medikamentöser Effekte sein. Eine umfassende klinische und neuroradiologische Untersuchung sowie die Liquoranalyse ist indiziert. Epileptische Anfälle bei Patienten mit HIV-Infektion stellen eine Indikation zur antiepileptischen Therapie dar. Bevorzugt wird Gabapentin eingesetzt, weil kaum Interaktionen mit der antiretroviralen Therapie auftreten.

Sachverzeichnis

A

Abacavir 25
Abszess, tuberkulöser 57
Acetylsalicylsäure 126, 89, 92
Aciclovir 73
AIDS-Demenz-Komplex 18
AIDS-Hilfe 87
Alkoholabusus 88
Alkoholmyopathie 43
Allgemeinveränderungen 5, 11
Alterationen, hirnorganische 9
Amaurosis fugax 84
Amitriptylin 40, 87, 89
Amphetamin 86
Amphotericin B 68
Angsterkrankungen 89
Antidepressiva, trizyklische 88
Antigen, HIV-spezifisches 6
Antikoagulation 86
Antikonvulsiva-Spiegel 88
Antikörperbildung, intrathekale 17
Aphasien 84
Astrogliose 17
Astrozyten 25
Ataxie, spinale 35
Atovaquone 51
Attackenfrequenz 91
Azitromycin 51
AZT 92
– fibers 44
– Myopathie 42

B

B-12-Mangel 27
Baclofen 29
Biopsie 32
– stereotaktische 18
Blastomykose 76

Blut-Hirnschranke 26, 93
Borrelien 6, 33

C

Carbamazepin 88
Ceftriaxon 65
Cidofovir 59, 61
Ck 45
Claritromycin 51
Clindamycin 51
CMV 64, 72
– bedingte Polyneuroradikulitis 34
– Enzephalitis 96
– Infektion 8
– Meningoenzephalitis 69
– Polyradikulomeningoenzephalitis 71

D

d4T 39, 41
Dapson 51
ddC 39, 41
ddI 39, 41
dementielles Zustandbild 9
depressive Syndrome 27
Dexamethason 26, 51, 58
Diagnostik, neuropsychologische 14, 16, 17
Dopplersonographie 84
Doxycyclin 65
Drogenmissbrauch 27
Dysfunktion, neurogliale 25

E

EBV 64
Elektroenzephalogramm 5, 11, 12, 73
Elektromyographische Untersuchungen 36

Sachverzeichnis

Enhancement 49
Enzephalopathie 9
– HIV-assoziierte 1-3, 8-10, 11, 14, 15, 17, 18-27, 87, 95
– Liquorbefund 18
epileptische Anfälle 48, 49, 55, 59, 66, 86, 87
Epstein-Barr Virus 75
Erweiterung 18
Ethambutol 58
Eulenaugenzellen 71
Exsikkose 88

F

Fazialisparese 6
Fibrillationspotential 8
Fieber 49
Fluconazol 65, 68
Flucytosin 68
Folinsäure 49
Foramen ovale 84
Foscarnet 71, 73
FTA-AbS-Test 64
F-Wellen 7, 36

G

Gabapentin 39, 40, 88
Ganciclovir 71
Gangbild, spastisch-ataktisches 9
Gastroenteritis 69
Gesichtsschmerz 90
Glukokortikoide 88
Glykoprotein gp 120, 25
Greifreflex 9
Grundrhythmus 12
Guillain-Barré Syndrom 7, 73

H

HAART (Kombinationstherapie) 6, 26, 46, 69
Haloperidol 87
Hepatitis 69

Herdbefunde 11
Herpes simplex 6
– Meningoenzephalitis 73
Hirnnervenausfälle 33, 55, 64, 77
Hirnnervenfunktion 6
hirnorganische Alterationen 9, 59
hirnorganische Veränderungen 9, 59
Histoplasmose 76
HIV-Meningoenzephalitis, akute 95
HIV-assoziierte Enzephalopathie 1-3, 8-10, 11, 14, 15, 17, 18-27, 87, 95
HIV-assoziierte Kopfschmerzen 89
HIV-assoziierte Myopathie 42
HIV-assoziierte Polyneuropathie 9, 31
HIV-Demenz 8
HIV-Enzephalopathie 11, 14
HIV-Infektion, akute 6
HIV-Meningoenzephalitis, akute 2
HIV-Myelitis 28
HIV-Myelopathie 9
HIV-Myositis 44
HIV-Resistenzbestimmung im Liquor 17
HIV-RNA-PCR 5
HIV-spezifisches Antigen 6
HSV-Enzephalitis 96
Hydrocephalus 64
Hydrocephalus occlusus 55

I

IgG 94
Immunglobuline 8, 33, 43
Indometacin 88, 89, 92
Infektionen, opportunistische 1, 27, 48
Inkontinenz 29
Interaktionen 39
Interleukin 6, 21, 25, 42
Isoniazid 58
Itraconazol 68

K

Kaposi-Sarkom 84
Kardioembolien 84
Kaudasyndrom 77
Kernspintomographie 17

Sachverzeichnis

Koagulopathie 92
kognitive Defizite 9
Kokain 86
Kokkzidioidomykose 76
Kombinationstherapie (HAART) 6, 26, 48, 69
Konzentrationsstörungen 9
Kopfschmerzen 2, 8, 49, 55, 59, 64, 66, 91
– HIV-assoziierte 91
– primäre 91
– symptomatische 90
Kryptokokken-Antigen 67
Kryptokokken-Meningoenzephalitis 65, 68
Kryptokokkose 27, 97

L

Lamivudin 25
Leitungsblöcke 7
Leukenzephalopathie 17
– progressive multifokale 2, 3, 9, 17, 58-61
– Levopromazin 87
– Liquor 26, 47, 64
– HIV-Resistenzbestimmung 17
– Viruslastbestimmung 17
Liquoranalyse 17, 32, 42, 55, 59, 73, 78, 93
Liquorbefund 18
Liquorbefund, Enzephalopathie 18
Liquordruck 67
Liquorpherese 68
Liquorproteinanalytik 93
Liquorzytologie 93
Listeria monozytogenes 75
Lumbalpunktion 67
Lymphom 1, 9, 27, 33, 64, 78, 79, 81
– periphere 77

M

Makrophagen, aktivierte 25
Malignom 77
Malnutrition 42
Medikamente
– Nebenwirkungen 27
– neurotoxische 32, 39

Memantin 26
Memorial-Sloan-Ketering-Skala 10, 11
Meningeosis lymphomatosa 69, 76
Meningismus 9, 47, 49
Meningitis
– akute HIV-assoziierte 5
– HIV-assoziierte 6
– tuberkulöse 56, 96
Meningoenzephalitis 5
– tuberkulöse 55
Merkfähigkeitsstörungen 9
Metronidazol 88
Migräne 91
Mikroglia, diffuse Proliferation 3
Mikrogliazellen 25
Mononeuritis vom Multiplextyp 32
Mononeuropathie 31
– vom Multiplextyp 32
Morphin 40
motorische Ausfälle 35
Muskeleigenreflexe 35
Myelitis, akute 5
Myelopathie 1
– HIV-assoziierte 28
– Differentialdiagnose 30
– vakuoläre 2, 28, 31
Myopathie 2
– AZT-induzierte 41
– HIV-assoziierte 42
– primäre 42
– sekundäre 42
– bei Wasting-Syndrom 43
– Zidovudin-induzierte 42, 44, 45

N

N.facialis, Parese 5
Nervenaktionspotentiale 35
Nervenleitgeschwindigkeit 36
– motorische 37
Neuralgie, postherpetische 90
Neuritis 33, 73
Neurographie 7
– sensible 37
neurographische Untersuchungen 32
Neuroleptika 88
Neurolues 64

111

Sachverzeichnis

Neuromanifestationen 3
– primäre 1, 2, 5
– sekundäre 1, 2, 47
Neuropathie, autonome 31
neuropsychologische Diagnostik 14, 16, 17
neuropsychologische Untersuchung 14
Nevirapin 25
Nimodipin 26
Nokariose 68

O

Oberflächenpotential, autonomes 35, 38
Okulomotorikstörungen 9
oligoklonale Bande 17
opportunistische Infektion 9

P

P300 13
Paracetamol 89, 92
paranoide halluzinatorische Syndrome 49, 73
Parästhesien 7
Paresen, schlaffe 7
PCR 55, 59, 73, 94
Penicillin 88
Penicillin G 65
Pentazocin 88
Pentoxiphyllin 26
Pethidin 88
Physiotherapie 89
Pilze 6
Plasmapherese 8, 33, 43
Pleozytose 34, 47, 65, 66, 69, 90
– lymphozytäre 5, 8, 17
Plexusneuritis 5
PML (progressive multifokale Leukenzephalopathie) 18, 27, 58-61, 96
Polymyositis 41-43
Polyneuromyelitis 8
Polyneuropathie
– akute HIV-assoziierte inflammatorische demyelinisierende 7
– akute inflammatorische 5
– distal-symmetrische (ddI, ddC, d4T) 32, 39

– distal-symmetrische HIV-assoziierte 2, 35, 40-42
– HIV-assoziierte 9, 31
– HIV-assoziierte Formen 1
– medikamentös-toxisch induzierte 41
Polyneuroradikulitis 8, 34, 69
– akute inflammatorische demyelinisierende 32, 33
– chronisch inflammatorische demyelinisierende 32, 33
– CMV-bedingte 4
– durch opportunistische Erreger 32
Positronenemissionstomgraphie 78
Potentiale
– ereigniskorrelierte 1, 13, 26
– magnetisch evozierte 39
– motorische 29
– optisch ereigniskorrelierte 11
– sensorisch evozierte 29
– somatosensorisch evozierte 39
Prednison 33, 43, 100
progressive multifokale Leukenzephalopathie (PML) 18, 27, 58-61, 96
Protionamid 58
Pseudotumor cerebri 90
Psychosen 86
psychotische Symptome 9
psychotische Syndrome 87
Pyramidenbahnzeichen 9
Pyrazinamid 58
Pyridoxin 58
Pyrimethamin 49

Q

Querschnittsmyelitis 73, 75
Querschnittssyndrom 77
Quinolinsäure 25

R

Retinitis 69
Riesenzelle, multinukleäre 25
Rifampicin 58
Rückzug 9

S

Schilddrüsenfunktionsstörungen 27
Schlafstörungen 87
Schlaganfall 1, 2, 9, 27, 47, 64, 84
Schmerzen 35
Schnauzreflex 9
Sehstörungen 55
Sekundärprophylaxe 51
Sensibilitätsstörungen 35
Serotonin-Agonisten 92
Sinusitis 90
Spannungskopfschmerzen 89, 91
spastisch-ataktisches Gangbild 69
spastische Parese 28
spastische Tetraparese 31
spinale Ataxie 35
Spiramycin 51
Spontanaktivität 7
Stauungspapillen 55
Stenosen 86
Störungen
– autonome 35
– reaktive 86
Streptomycin 58
Suizidversuch 86
Sulfadiazin 49
Sulfamethoxazol 51
Syphilis 97
systemische Lymphome,
 zerebrale Metastasierung 2

T

Tetraparese 7
Thalidomid 26
Thallium 201-SPECT 78
Therapie, symptomatische 40
TNF-α 26, 42
Toxoplasmose 1, 17, 27, 53
– diffuse 54
– Herde 50
– PCR 49
– zerebrale 2, 3, 48

transiente ischämische Attacken 84
Treponema pallidum 6
Tuberkulome 55
Tuberkulose 6, 33, 47
Tumornekrosefaktor TNF-α 25

U

Untersuchungen
– elektromyographische 36
– neurographische 32
– neuropsychologische 14

V

Valproat 88
Vaskulitis 86
VDRL-Test 64
Vidarabin 73
Viruslast 8, 26
Viruslastbestimmung 26
– im Liquor 17
Vorhofthromben 84

W

Wachstumsfaktoren 42
Wasting-Syndrom, Myopathie bei 43

Z

zerebrale Metastasierung systemischer
 Lymphome 2
Zidovudin 25, 26, 71
– Myopathie 45
ZNS-gängig 26
ZNS-Lymphome primäre 2, 3
Zytokine 25
Zytologie 17 Zytomegalie 33
Zytomegalie-Virus-Enzephalitis 3

Druck- und Bindearbeiten: Stürtz AG, Würzburg